DANS LE TRAITEMENT

DE LA

TUBERCULOSE HUMAINE

PAR

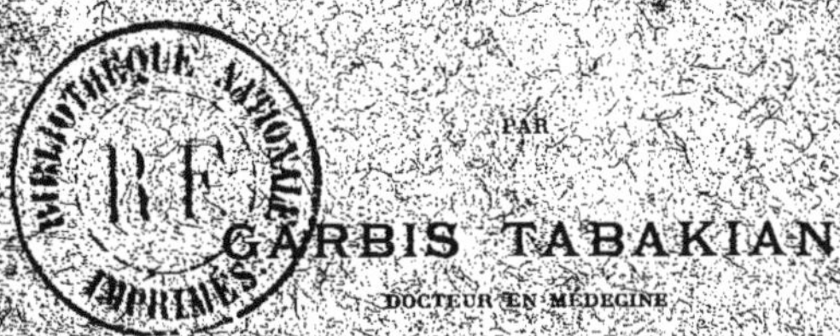

GARBIS TABAKIAN

DOCTEUR EN MÉDECINE

Couhé-Vérac (Vienne)

POITIERS

SOCIÉTÉ FRANÇAISE D'IMPRIMERIE ET DE LIBRAIRIE

6 ET 8, RUE HENRI-OUDIN, 6 ET 8

1906

Sérothérapie Antituberculeuse

MÉTHODE VOIE SANGUINE

DANS LE TRAITEMENT

DE LA

TUBERCULOSE HUMAINE

PAR

GARBIS TABAKIAN

DOCTEUR EN MÉDECINE

Couhé-Vérac (Vienne)

POITIERS

SOCIÉTÉ FRANÇAISE D'IMPRIMERIE ET DE LIBRAIRIE

6 ET 8, RUE HENRI-OUDIN, 6 ET 8

—

1906

A LA MÉMOIRE DE MON COUSIN C. TABAKIAN

JE DÉDIE CET OUVRAGE

TÉMOIGNAGE DE RECONNAISSANCE

AVANT-PROPOS

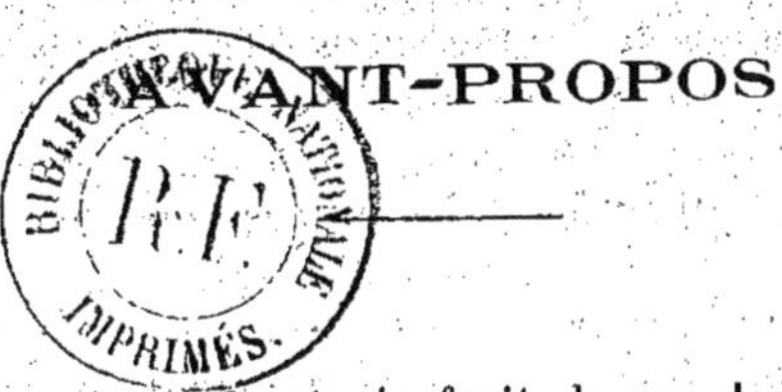

Cet ouvrage présente le fruit de nos deux années de travaux sur un traitement actif contre la tuberculose. Nous avons consacré pour arriver à cela le meilleur de notre temps, avec des difficultés insurmontables, éloigné de tout centre universitaire, et les conceptions consignées dans notre ouvrage doivent être attribuées à nos expériences personnelles et à nos observations tenaces et persévérantes, dans des conditions d'une lutte acharnée où à tant de difficultés de milieu s'ajoutait l'indifférence de la plupart de nos confrères, agrémentée par l'esprit d'obstruction de collègues grincheux.

Le traitement a eu le don de soulever, dans quelques cercles de médecins, de vives critiques, quelques-unes grossières. Nous nous dispenserons de leur répondre, le cadre que nous nous sommes tracé devant rester purement scientifique ; d'autres, illogiques, ne méritent pas non plus de nous arrêter davantage, de longue date ayant appris à nous tenir à l'écart de la liste de ces médecins éclairés qui ont pour principe de se former en clan et de se constituer les agents voyageurs de leurs cabinets respectifs.

D'ailleurs la gravité du grand problème social, la guérison de la tuberculose, à la solution de laquelle nous avons apporté notre faible part, se présente avec de tels charmes et de solennité que la question des petits problèmes sociaux d'intérêt mesquin s'efface en entier devant elle.

Parmi les objections scientifiques, la principale est celle de quelques médecins qui croyaient pouvoir affirmer que, malgré la méthode de sérothérapie, le sérum n'agissait que par sa tuberculine. De ce nombre ont été le docteur Dulout, de Sauzé-Vaussais, le docteur Marfan, de Paris, le Dr Bosc, professeur d'anatomie pathologique à Montpellier, et son collaborateur, le professeur agrégé Videl. Pour ceux qui connaissent l'action des tuberculines sur l'organisme, la valeur de cette objection devient nulle devant les constatations cliniques rapportées par nous et par M. le Dr Faivre, de Poitiers, qui dans son service de médecine interne à l'Hôtel-Dieu, sur trois malades présentant de l'hémoptysie prolongée, a constaté une action antihémoptoïque nette et rapide après les injections du sérum. Cette action lui a paru même si certaine qu'il nous proposa d'appeler le sérum, *sérum antihémoptoïque*.

Ces constatations cliniques prouvent assez que le sérum agit par une substance autre que la tuberculine, cette *ectasine* de Bouchard dont les effets néfastes chez les hémoptoïques sont si bien connus.

Cet effet antihémoptoïque est si fixe, surtout dans des premières hémoptysies, dites *de défense*, qu'à lui seul il constitue une valeur exceptionnelle à la méthode et justifie amplement notre prétention de la classer parmi les sérothérapies, jamais les toxines du bacille de Koch, ni même le *bouillon filtré* des cultures du bacille de la tuberculose humaine qui a servi au docteur Denys de Louvain à soigner plus de 900 malades, n'ayant présenté un effet vasoconstrictif immédiat.

En suivant en détail tous les phénomènes en cours de vaccination sur plus de cent lapins et actuellement chez l'âne, nous avons noté la similitude de ces phénomènes avec ceux que l'on observe dans toutes les vaccinations, antidiphtérique ou autres ; ces phénomènes, réaction locale, hyperthermie et changement cellulaire, nous ont paru si étroitement liés avec la formation des anticorps et la qualité du sérum, qu'ils constituent actuellement le *criterium* pour juger de l'état de l'immunité obtenu chez l'animal.

Quant aux critiques qui ont été adressées à la sérothérapie antituberculeuse, d'une manière générale, elles ne présentent aucune valeur scientifique. Au dernier congrès international de la tuberculose, dans sa séance du 7 octobre, samedi matin, sur le rapport du docteur Bacelli, le professeur Bouchard, après avoir donné le compte rendu des échecs constants du sérum antituberculeux injecté même par la voie intraveineuse, a cherché à conclure que la sérothérapie antituberculeuse ne paraît pas être appelée à un avenir.

Il y a là une confusion.

Le choix d'entrée d'une substance dans l'organisme n'a de valeur que si cette substance doit subir des transformations ; ces transformations, on ne doit plus les discuter, sont plus actives et plus profondes par la voie intraveineuse que par la voie sous-cutanée. Mais cette importance ne se présente qu'avec l'injection des toxines, dans les immunisations actives en général. Dans l'immunisation passive, la sérothérapie, ces substances sont déjà transformées, et le choix d'entrée du sérum ne se présente plus avec la même importance que celui des toxines. C'est dire que si le sérum dont s'est servi Bacelli n'a pas donné de résultats, pas plus par la voie intraveineuse que par la voie sous-cutanée, c'est qu'il n'était pas un sérum antituberculeux.

N'oublions pas cette autre objection, que la sérothérapie antituberculeuse serait irréalisable, parce qu'elle vise un état chronique au lieu d'un état aigu : il y a là une chose qui paraît logique de prime abord, c'est que jusqu'aujourd'hui les sérothérapies n'ont donné quelques résultats que dans les infections aiguës et sont restées sans effet dans les états chroniques. — Nous avons discuté cet argument dans le chapitre consacré à la sérothérapie antituberculeuse ; nous ferons remarquer ici en passant que c'est dans les états chroniques à évolution lente que l'on obtient les meilleurs résultats, et quoique nous n'ayons pas essayé, nous croyons pouvoir affirmer que dans des granulies qui constituent les phases aiguës, les bacillémies tuberculeuses, la généralisation rapide, il ne nous semble pas que le sérum puisse changer de pile à face la marche si insolente de l'infection tuberculeuse.

A ceux qui prétendent que la sérothérapie antituberculeuse serait compréhensible dans la granulie, mais non pas dans la tuberculose chronique, nous répondons qu'il s'agit là de raisonnements et de conclusions non appuyés par des observations et qui conduisent à ces fausses conceptions.

Car, enfin, une analyse même superficielle change de beaucoup les jalons de ces comparaisons des états aigus, infectieux, diphtérie ou autre, avec la granulie. Dans la plupart de ces infections aiguës les bacilles ne sont pas moins localisés, aux muqueuses, séreuses ou ganglions et produisent la pyrexie par la diffusion de leurs toxines, tandis que dans la granulie les bacilles abondent dans le sang même ; il y a là un summum de virulence, et un état aigu pareil n'est point comparable à des infections aiguës en général. Si, dans la tuberculose locale, chronique, à marche torpide, la fièvre fait défaut, on ne doit pas en conclure que les toxines pyrotigènes font aussi défaut ; mais de par la nature même des lésions tuberculeuses extériorisées du courant sanguin, ces toxines ne se diffusent pas dans le torrent circulatoire. Le tubercule, tout en paraissant être différent des états aigus, n'en diffère point dans ses éléments constituants. Ce qui manque, c'est la fièvre, que l'on n'observe qu'avec une évolution de l'infection ou avec une généralisation, cette dernière constituant la phase la plus grave.

Pour nous la conviction est faite : la tuberculose est susceptible des méthodes de sérothérapie ; elle est

même influencée si heureusement au point de vue cura-
tif que nous ne voulons plus tarder à faire connaître
les quelques principes qui nous ont guidé dans notre
méthode. Celle-ci, sans avoir les honneurs des communi-
cations retentissantes, n'en reste que très précieuse pour
ceux qui lui sont redevables de la vie.

Avant de clore ces lignes, nous tenons à remercier le
Dr Rodet, professeur de microbiologie, directeur de l'Institut Pasteur de Montpellier, et le Dr Bosc, professeur
d'anatomie pathologique à l'Université médicale de Montpellier, nos maîtres, à qui nous nous sommes adressé
pour nous éclairer au cours de nos travaux. Nous assu-
rons aussi de nos sentiments sincères de reconnaissance
le Dr Rauzier, professeur agrégé de Montpellier, qui dans
une de ses correspondances au sujet de quelques-unes
de nos observations les a qualifiées « d'impressionnantes »;
nous resterons fier de cet honneur.

A cette occasion nous tenons encore à assurer de nos
sincères remerciments le Dr Faivre, qui nous a fait l'honneur, dans son service à l'Hôtel-Dieu de Poitiers, d'essayer le sérum sur quelques-uns des malades ; le Dr Fayard,
qui a mis très obligeamment son service de chirurgie à
l'hospice-hôpital de Niort à notre entière disposition ; le
Dr Petit, chirurgien adjoint, et son ami le Dr Renon, qui
ont bien voulu attacher une réelle importance à notre
communication. — Nous adressons aussi nos vives sympathies au Dr Jousselin, médecin major, ainsi qu'aux
Drs Tournads, Colon et Roux, de Niort. Nous devons
aussi une gratitude toute particulière au Dr Senoble, de
Champdeniers, et au Dr Biraud, de Poitiers.

Nos recherches nous ont valu de l'animosité ; mais notre
satisfaction est complète, car nous sommes presque étonné
et infiniment ému de tout ce qu'elles nous ont acquis de
sympathies et d'amitiés.

CONSIDÉRATIONS SUR LA CURABILITÉ
DE LA TUBERCULOSE

PAR LES MÉTHODES CLASSIQUES.

S'il est difficile de formuler une opinion nette à ce sujet, c'est que, de par la nature même de l'infection tuberculeuse, la clinique ne peut pas encore trancher les limites de la bénignité ou de la gravité dans tous les cas de tuberculose, la gamme des états tuberculeux, des plus bénins aux plus malins, étant très complexe. Par cela même la valeur d'une méthode, appliquée *ad hoc*, sans considération pour la marche clinique et les conditions qui la modifient, devient difficile à préciser.

Aujourd'hui une opinion est faite, générale, et bien acquise, que la faillite est complète dans le traitement par les antiseptiques. Les balsamiques, par leur élimination par l'épithélium pulmonaire, peuvent, dans certains cas, influencer très favorablement sinon la lésion tuberculeuse, du moins celles qui tiennent aux infections secondaires ; d'autres, comme la créosote ou le gaïacol, peuvent augmenter le pouvoir agglutinant du sérum sanguin ; mais dans les infections qui s'annoncent comme devant suivre une marche progressive, appliqués dès le début même, ces moyens thérapeutiques restent presque toujours sans résultat.

Quant à la méthode prussienne, le traitement de la tuberculose par les SANATORIUMS, il ne serait pas excessif de déclarer que c'est par une sorte de naïveté, sous la forme de manifestations pompeuses architecturales, que l'on a voulu élever en dignité les moyens hygiéniques jusqu'à en faire un traitement actif contre la tuberculose.

Au moment où de grands capitaux restaient engagés

dans les sanatoriums, pour rehausser leur valeur, pour avoir des statistiques brillantes, le choix des malades devenait si sévère que l'on commença à hospitaliser plutôt les suspects que les vrais tuberculeux. Cette rigueur, facile à observer dans les sanatoriums des ouvriers élevés par la charité publique, ne pouvait point convenir pour les sanatoriums des riches qui devraient rester, avant tout, des édifices commerciaux. La charité, complaisante et condescendante, pouvait se prêter à cette élasticité dont Mercure n'a jamais eu l'aspiration. C'est pour cette raison, peut-être, pour ne pas dire pour cette seule raison, que les sanatoriums des riches enregistrèrent bien moins de guérisons que les sanatoriums des pauvres.

Certes, il serait absurde de nier les bons effets de la cure d'air, du repos et de la suralimentation, réalisés mieux dans les établissements spéciaux que dans des logements plus ou moins insalubres de la classe moyenne, surtout de la classe pauvre; mais, en admettant même les malades au début et soumis longtemps à la cure dans des sanatoriums, la curabilité de la tuberculose, mesurée par le retour de l'aptitude au travail, reste plus que douteuse. Voici ce que dit à ce sujet Küss : « Ils peuvent être d'excellents travailleurs, mais ne sont pas aptes à faire n'importe quel travail. » Dans leur rapport présenté au congrès international de la tuberculose, Courtois-Suffit et Laubry s'expliquent à ce sujet d'une façon très juste et en des termes éloquents. « C'est donc une illusion d'espérer du sanatorium qu'il rendra, sans ménagements à prendre, sans arrêt à la moindre menace, l'ouvrier à son dur labeur. Le sort de ce dernier dépend toujours des conditions sociales qui ont motivé son entrée et le guettent à la sortie, plus rapidement dangereuses et mortelles parce qu'elles s'attaquent à un sujet déjà blessé. »

Ces auteurs rendent plus saisissante leur pensée dans les lignes que voici : « La durée de la survie d'un ouvrier frappé de tuberculose, et non soigné dans un sanatorium, est d'environ quatre années ; souvent, ajouterons-nous, le séjour qu'il fait à l'hôpital pour y mourir est le seul repos que les conditions sociales lui ont permis de prendre. Pendant plus de trois ans, il fournit son labeur, et c'est par une singulière complaisance qu'on attribue au sanatorium le bénéfice total de cette conservation des forces, de cette CAPACITÉ DE TRAVAIL habilement substituée à la guérison et qui devient ainsi l'heureux euphémisme destiné à marquer l'échec d'une entreprise. »

A PROPOS DU ROLE PHAGOCYTAIRE

DE LA CELLULE GÉANTE.

Un point obscur en matière de tuberculose est, sans conteste, l'étude de la physiologie pathologique dans les cas de guérison. Tout ce que nous connaissons à ce sujet, c'est que, à côté de son évolution vers la caséification, le tubercule subit quelquefois la métamorphose scléreuse, que le « tubercule a une double tendance fibreuse et caséeuse » (1). Le sort du tubercule ainsi résumé, la caséification ou la sclérose, le seul mode de guérison réside dans cette sclérose, le tubercule se transformant parfois par l'apport de substances calcaires à une masse calcifiée.

Dans ces conditions il est naturel que l'on ait cherché à expliquer la cause de ces deux sortes d'évolutions : la caséification, l'évolution la plus fréquente, on a voulu la rattacher à l'oblitération des vaisseaux pérituberculeux, le manque de l'irrigation sanguine créant des conditions d'infériorité de nutrition ; à cette idée on a opposé la caséification dans les néoplasies syphilitiques avec perméabilité des vaisseaux ; d'autre part on peut objecter, si l'histogenèse du tubercule est la cause même de cette évolution, pourquoi celle-ci n'est pas constante, le tubercule étant toujours une constitution pathologique à caractère constant d'être avasculaire ?

Toutefois, malgré cette critique sérieuse, la théorie qui veut rattacher la caséification à l'oblitération des vaisseaux paraît encore assez plausible, puisque même Metchnikoff attache une grande importance à cette particularité. « Pour une part, cette transformation, dit-il, tient proba-

(1) Roger, *Traité de médecine*, tome I, page 782.

blement à ce que les tubercules ne renfermant point de vaisseaux sanguins sont incomplètement alimentés » (1) ; et il ajoute : « Dans les cas où, à l'aide d'une injection de tuberculine, il se produit une inflammation considérable, M. Koch a observé une amélioration de l'état des cobayes, et beaucoup d'observateurs ont constaté une amélioration temporaire chez l'homme. Probablement, il intervient ici une influence de l'inflammation provoquée sur les cellules tuberculeuses qui s'alimenteut mieux, deviennent plus actives et présentent par conséquent une résistance plus considérable vis-à-vis des bacilles ».

Inutile d'insister davantage : ces dernières phrases démontrent que Metchnikoff donne une grande importance à l'activité des cellules tuberculeuses, des cellules où habitent les bacilles de Koch.

On est amené ainsi, dans l'étude de la physiologie pathologique, à interroger la signification des cellules tuberculeuses, en particulier de la cellule géante, son rôle au point de vue de la phagocytose, tel qu'il est soutenu par Metchnikoff.

Expérimentant l'évolution de la tuberculose chez le spermophile, animal assez résistant aux bacilles de la tuberculose, Metchnikoff a pu saisir dans les mononucléaires de la rate certaines transformations des bacilles. Le bacille dans ce milieu s'entoure d'une et ensuite de plusieurs couches réfringentes, se constituant une enveloppe ; ainsi enkysté, il reste, du moins pendant longtemps, hors d'état de nuire à la vie de la cellule ; dégénéré ensuite, ne prenant plus que difficilement la coloration spécifique, certaines parties restent même décolorées, d'autres prennent la coloration complémentaire. Le corps se divise ensuite, et se ratatine dans l'intérieur de son enveloppe, la cellule dépose sur cette enveloppe de la substance calcaire. Ce sont là certainement autant de signes

(1) Metchnikoff, *Pathologie comparée de l'inflammation*, page 199.

de dégénérescence, et la calcification du tubercule est ici péribacillaire, tout à fait microscopique (1). Ainsi compris, il semble que l'on saisit le début même de la calcification et que cela nous explique comment un tubercule se guérit.

Ce qui se passe dans les mononucléaires de la rate de la gerbille nous approche déjà de la cellule géante, la *riesenzelle* des auteurs allemands. On sait en effet que, d'après Metchnikoff, l'origine de la cellule géante est dans les mononucléaires ; pour ceux qui maintiennent que les cellules fixes se transforment en cellule géante, la différence de l'opinion s'efface si on considère que toutes ces cellules sont équivalentes et que les unes et les autres sont d'origine mésodermique.

Compris sous le nom de macrophage, une fois englobé le bacille de Koch, le mononucléaire se transforme, son noyau se multiplie et devient, au même titre qu'un mononucléaire de la rate de la gerbille, un phagocyte de bacille de Koch. « Celui-ci en effet, même dans des cas évoluant vers la caséification, contient parfois, à côté de bacilles bien développés, d'autres présentant quelques-uns des signes de dégénérescence décrite ci-dessus ; ces derniers occupent surtout le centre de la cellule : c'est ce qui a fait dire à Metchnikoff que la cellule géante et les cellules épithélioïdes sont des phagocytes » (2).

Pour mieux appuyer cette manière de voir, Metchnikoff prétend, contrairement à l'opinion de Weigart, que la cellule géante serait une cellule différenciée en vue d'un rôle plus difficile à accomplir, la multiplication du noyau dans son intérieur serait un signe en cette faveur ; enfin elle serait plus résistante, comme la cellule géante de la lèpre qui serait capable de digérer des fibres élastiques de la peau, ce qu'aucune cellule ne peut accomplir.

(1) Metchnikoff, *Path. comparée*, planche III.
(2) Roger, *Traité de médecine*, tome I, page 755.

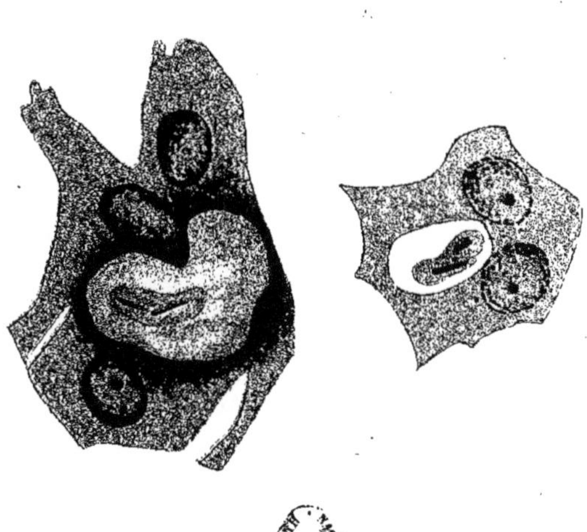

Bacilles de Koch encapsulés dans les mononucléaires de la rate de la gerbille
(d'après Metchnikoff).

Cette argumentation devient plus serrée par la comparaison qu'il en fait avec ce qui se passe chez les annélides lors de leur infection par la grégarine appartenant au genre *monocystis*, parasite des organes mâles. La membrane chitineuse que ce parasite se sécrète pour se soustraire à l'action des phagocytes prend quelquefois des proportions considérables, et le parasite ainsi enveloppé devient réfringent et finit par mourir.

Critique. — La thèse de phagocytose du bacille de Koch ainsi exprimée diminue la valeur même de la théorie phagocytaire. La confusion vient de ce fait qu'une modalité de défense de l'organisme se trouve confondue dans l'ensemble de systèmes de tous les modes de défense et de transformations de l'être contre et sous l'influence des envahisseurs. La phagocytose touche ainsi d'une part à l'immunité et se confine de l'autre à l'histologie pathologique.

Mais si l'on veut, malgré cette objection, étendre les limites de la phagocytose pour étudier sous ce nom tous les phénomènes biologiques de l'immunité en général, pour nous mieux orienter dans cette discussion et pour conserver à la théorie phagocytaire, cette belle et géniale conception, toute sa grandeur, nous comprendrons dans les lignes qui suivent, sous ce nom, la véritable phagocytose, la digestion des microbes dans l'intérieur des phagocytes sous l'influence des ferments.

Ainsi comprise, la phagocytose, la digestion intra-cellulaire des microbes contient deux phases : la première, une phase d'englobement des microbes que les phagocytes saisissent avec d'autant plus d'avidité qu'ils sont plus aptes à les détruire, et la seconde phase, phase de destruction des microbes que les phagocytes accomplissent avec leurs ferments, les cytases ou les alexines auxquelles les *intrus* sont sensibilisés d'autant plus que les fixateurs sont en plus grande quantité ou mieux spécialisés pour cette sensibilisation. Disons aussi que cette seconde phase peut manquer, que tout microbe englobé n'est pas fatalement détruit. Mais ce qui ne peut manquer sans entraîner un non-sens de cette belle théorie, c'est la première phase, phase d'englobement.

Dans l'infection de l'organisme par le bacille de Koch, et dans l'histogenèse du tubercule qui, d'après le rôle assigné à la cellule géante, devient ainsi une édification phagocytaire, tout en restant une néoformation pathologique, la base même de la théorie phagocytaire se trouve ébranlée ; car ici la phase de l'englobement du bacille par les mononucléaires, qui se transforment ensuite en cellules géantes, est secondaire, elle succède en effet à l'englobement du bacille par les *polynucléaires*, les microphages.

Ceux-ci en effet, par leur chimiotaxie positive, viennent englober les bacilles de Koch entrés dans l'organisme, mais, ne pouvant les digérer, finissent par succomber dans les premières 24 ou 48 heures ; les mononucléaires, les macrophages entrant ensuite en scène, par leur chimiotaxie positive pour le cadavre des polynucléaires, viennent englober les microphages morts, et se trouvent ainsi avoir englobé aussi les bacilles de Koch vivants dans l'intérieur de ces microphages ; la véritable chimiotaxie positive est donc de la part des microphages l'englobement de bacilles de Koch ; leur destruction ensuite sous l'influence des bacilles fait appel aux macrophages, comme dans toutes les inflammations aiguës avec suppuration, où les globules de pus sont détruits par les macrophages. Dans l'infection par les bacilles de Koch, dans la tuberculisation il y a cette différence, la seule, que le bacille après avoir détruit le microphage reste encore vivant, englobé par le macrophage, par l'intermédiaire du cadavre du microphage qui l'abrite, cherche à se proliférer où il produit toutes ses transformations géantes.

Cette différence, loin d'être fondamentale, indique tout simplement que dans l'infection par les bacilles de Koch, la phagocytose est incomplète ; qu'elle manque dans sa phase de destruction, d'où la tuberculisation. La phagocytose, si elle est réalisable pour le bacille de Koch, doit être cherchée dans les polynucléaires mêmes et non· pas dans les mononucléaires, car dès que les premiers sont détruits, le follicule se crée, s'étend, et l'état morbide s'installe.

Si les mononucléaires paraissent plus résistants à l'attaque du bacille, puisque, au lieu de se détruire aussi rapidement que les microphages, ils réagissent contre le bacille, se transforment, font appel aux lymphocytes et les cellules épithélioïdes finissent par faire dégénérer quelquefois le bacille dans leur intérieur, ces phénomènes ne nous autorisent point à les élever en dignité jusqu'à les considérer en rapport avec la phagocytose.

Cette grande résistance des mononucléaires est d'ailleurs plus apparente que réelle ; le centre se dégénère et se caséifie, la périphérie conservant encore sa vitalité malgré cette destruction partielle ; il semblerait que l'individualité du mononucléaire transformé en cellule géante se décompose en plusieurs unités dans la même masse protoplasmique, d'où la lenteur dans la destruction. Tombé en détritus, de nouveaux tubercules se forment, d'une façon successive. les uns après les autres ; la tuberculisation gagne en étendue toujours de la même manière ; mais la physiologie pathologique qui préside à cet envahissement, entrevue par Grancher d'une façon théorique, confirmée ensuite par Wright d'une façon positive, réside dans la diffusion dans les tissus pérituberculeux de matières nuisibles qui les préparent à la tuberculisation ; or, en termes plus en rapport avec nos connaissances sur l'immunité, il y a autour des lésions tuberculeuses une baisse de substance protectrice proportionnellement aux parties saines de l'organisme et du sang. Si parfois le tubercule se sclérose, c'est dû à l'impossibilité pour le bacille de se proliférer en dehors du tubercule qui l'abrite ; dans ces conditions il est logique de supposer qu'il soit appelé à se dégénérer et que le tubercule devienne fibreux au même titre qu'un nécro-tubercule.

Les points essentiels dans cette thèse se réduisent à deux : 1° *la transformation des mononucléaires en cellule géante*. Cette transformation, cette constitution géante serait en rapport avec un état de résistance plus grande, la fragmentation des noyaux servant à activer les phénomènes de nutrition intracellulaire ; enfin contre la théorie de Weigert acceptée aussi par Koch et d'après laquelle la cellule géante du tubercule présenterait un état de nécrose partielle qui empêcherait la division du protoplasma, Metchnikoff relève leur propriété de se diviser en cellules plus petites, quoique cette division ne soit pas accompagnée d'une transformation karyokynétique ; partant ensuite dans un ordre inverse, en faveur du rôle phagocytaire de la cellule géante, il cite à l'appui la formation des plasmodes et la fréquence de ces mêmes fusions cellulaires dans le cas de réaction phagocytaire des invertébrés inférieurs et compare ainsi la cellule géante aux ostoclastes, autres cellules géantes qui accomplissent la résorption de l'os, et en fait des phagocytes doués d'une résistance toute particulière.

Notre incompétence en cette matière ne nous permet point de discuter le pour ou le contre de ces deux opinions si opposées. Nous ferons remarquer seulement qu'avec le stock formidable de science biologique dont dispose Metchnikoff, on peut se permettre ces comparaisons allant d'une cellule physiologique comme l'ostoclaste chez les êtres supérieurs jusqu'aux plasmodes chez les êtres inférieurs, pour reconnaître à une cellule pathologique des qualités de résistance et de rôles que, si on ne doit les conclure que par la morphologie ou les transformations, on pourrait se demander si elles ne sont pas dues au développement en cette cellule de substances nocives qui font dévier sa morphologie et simplifient en elle les phénomènes de la vie jusqu'à les rendre analogues à ses représentants inférieurs chez les méduses échinodermes, mollusques, daphnies, etc.

Il est d'ailleurs puéril de comparer une cellule physiologique à une cellule pathologique : la fonction ostoclastique ne paraît pas non plus pouvoir servir de base à la fonction phagocytaire ; parce que ostoclaste et cellule géante ont une parenté morphologique, et, tout en restant dans le domaine de la pathologie, la morphologie cellulaire n'est pas toujours en rapport avec l'état pathologique, que histologiquement la grenouillette et le cancer du pancréas sont identiques, qui oserait soutenir que le rôle accompli par la cellule de la grenouillette est identique au rôle accompli par la cellule cancéreuse du pancréas ?

D'autre part, si on veut considérer que dans les cas de phagocytose complète d'origine macrophagique comme dans la fièvre récurrente le *Spirochoete Obermeyeri* est détruit dans les mononucléaires sans ces transformations morphologiques, et qu'avec des transformations géantes le mononucléaire se caséifie et tombe en détritus, on trouverait choquant que ces transformations fussent en rapport avec un état de résistance particulière. On pourrait d'après cela conclure, croyons-nous, que les transformations géantes des mononucléaires ayant englobé des bacilles de Koch ne sont pas en rapport avec leur rôle phagocytaire, mais sont des transformations inhérentes à tous les mononucléaires ayant englobé des matières non phagocytables, bacille de Koch mort ou vivant, poudre inerte, noir de fumée ou autres poussières.

Le deuxième argument. — Cette plaidoirie en faveur d'un état plus résistant de la cellule géante est plus nécessitée qu'entrevue, par les transformations bacillaires rencontrées dans les mononucléaires de la gerbille, dans la cellule géante chez le lapin, très rarement chez le cobaye. En rapport avec une défense bacillaire et sa dégénérescence, ces transformations, sécrétions des couches chitineuses, l'imprégnation de ces couches par des matières calcaires, l'épaississement des corps bacillaires, leur changement de coloration, observés dans le monde des bactéries avec le *streptocoque* chez le cobaye, la *bactéridie* chez le lézard, toute la valeur de ces transformations avec la phagocytose se réduit à une adaptation aux influences du milieu, des substances nuisibles dans ces milieux, cellulaires ou extracellulaires, qui excitent la formation d'une gaine transparente, d'une enveloppe protectrice pour soustraire l'être à ces influences. Prouvées par Balbiani dans l'enkystement des protozoaires en rapport partiellement avec les phénomènes osmotiques, on doit surtout invoquer dans ces adaptations une action purement chimique.

En ce qui concerne le bacille de Koch, on a démontré, en effet, que la condition essentielle de toutes ces transformations dans l'intérieur des mononucléaires était l'alcalinité de la cellule (1). Cela n'empêche que Metchnikoff attribue ces transformations à l'influence des ferments intracellulaires; et pour appuyer cette manière de voir, il fait remarquer que toutes ces transformations ne s'observent jamais dans des cultures pures où il y a beaucoup de bacilles morts, ni en dehors des cellules.

Ce sont là des assertions prématurées. Une transformation quelconque d'un être inférieur étant en rapport avec certaines conditions de vie et de milieu, n'ayant pas cherché à réaliser des cultures se rapprochant du milieu que présente la cellule géante, il nous semble illogique, *à priori*, d'en conclure que ces transformations ne s'observent pas en dehors des cellules.

Nous ferons remarquer que le streptocoque s'entoure d'une gaine analogue dans le plasma sanguin de cobaye et n'a pas besoin de ferment intracellulaire de ses phagocytes, et il ne faut pas oublier que le bacille de Koch encapsulé s'observe surtout au centre même de la cellule qui se caséifie le premier; on ne comprend pas pour-

____

(1) Metchnikoff, *Path. comparée*, p. 197.

quoi les ferments intracellulaires seraient plus abondants dans cette partie mortifiée que dans la péripherie qui reste plus longtemps active. Cela seul suffit à admettre que l'encapsulisation du bacille de Koch ne dépend pas des phénomènes vitaux de la cellule, mais qu'elle est en rapport surtout avec l'influence chimique du milieu. La nécessité des ferments, proclamée si haut dans la production de ces formes, reste sans valeur, et la phagocytose du bacille de Koch par les mononucléaires devient insoutenable.

TEXTE RÉSUMÉ DE LA COMMUNICATION

AU CONGRÈS INTERNATIONAL DE LA TUBERCULOSE DE 1905, PARIS

LA PHAGOCYTOSE DU BACILLE DE KOCH
A LIEU PAR LES MICROPHAGES

La phagocytose du bacille de Koch a lieu par les microphages : les polynucléaires, les éosinophiles et les pseudo-éosinophiles. Si leur rôle dans la défense de l'organisme contre le bacille de Koch reste ignoré, cela est dû aux observations qui démontrent leur destruction rapide après avoir englobé les bacilles de Koch dans la première phase de la tuberculisation ; c'est ce qui a fait dire à Metchnikoff que le bacille de Koch n'était pas phagocytable, l'enveloppe cireuse du bacille empêchant l'action des ferments intracellulaires sur les bacilles.

Nos études sur les tubercules enflammés par l'injection des petites doses du sérum d'animaux immunisés par la voie sanguine, nous ont démontré que les polynucléaires viennent englober les bacilles et survivent à cet englobement. Dans ces cas, la guérison a lieu par la destruction des bacilles dans l'intérieur des microphages. Les bacilles intramicrophagiques subissent des changements de colorabilité, transformation éosinophile et fragmentation du corps : ce qui indique que les polynucléaires sont capables de digérer les bacilles et que la phagocytose du bacille de Koch a lieu par les microphages.

LA PHAGOCYTOSE DU BACILLE DE KOCH

La phagocytose du bacille de Koch a lieu par les microphages : les *polynucléaires*, les *éosinophiles* et les *pseudo-éosinophiles*. Les derniers apparus dans l'échelle de l'immunité, différenciés à partir des Ammocètes (Metchnikoff), prenant leur origine dans la moelle des os (Erhlich), en rapport avec la défense des êtres supérieurs contre les microbes pathogènes d'origine végétale (Bordet) les microphages, les premiers lutteurs contre le bacille de Koch (Galtier), sont aussi les seuls phagocytes capables de digérer ces bacilles.

Si leur rôle dans la défense de l'organisme contre le bacille de Koch reste ignoré, cela est dû aux observations qui démontrent leur destruction dans la 1re phase de la tuberculisation : c'est ce qui a fait dire à Metchnikoff que le bacille de Koch n'était pas phagocytable, la membrane bacillaire empêchant l'action des ferments intraphagocytaires sur le bacille. Il est illogique de tirer, de ce fait négatif, une conclusion générale, si décourageante, car on doit se rappeler qu'une phagocytose dans sa première phase, un englobement leucocytaire même intense a lieu dans certaines maladies avec issue mortelle, telles la septicémie de la souris et le rouget du porc, et des interventions dans le sens d'immunisation renforcent cette phagocytose et permettent aux mêmes leucocytes de digérer leur proie. Il est probable même que, quand le virus inoculé, par suite de sa dilution ou de son peu de virulence, n'aboutit pas à constituer de tubercule, cela est dû à la survie des polynucléaires et à la digestion dans leur intérieur des bacilles peu virulents.

Dès le début de nos expériences, après avoir constaté les améliorations et les guérisons qui suivent les inflammations des lésions tuberculeuses par l'injection du sérum de lapins immunisés par la voie sanguine, nous nous sommes attaché à étudier cette inflammation tuberculeuse.

Dans tous les cas, une heure après l'injection dans l'œdème chaud qui suit l'injection, nous avons constaté une polynucléose très abondante : chose curieuse, quatre ou cinq heures après, le nombre des éosinophiles l'emportait sur celui des polynucléaires.

Reportant les expériences sur le cobaye, l'inflammation du tubercule nous a révélé des phénomènes fort intéressants ; et c'est l'étude de ces tubercules enflammés qui nous a permis d'entreprendre ce chapitre.

Dans les tubercules bien constitués, déjà 25 jours après l'inoculation, avec une petite masse caséeuse au centre, sous l'influence de l'inflammation provoquée, doublée de volume, c'est surtout la paroi interne du tubercule qui est le siège principal de la réaction ; dans l'intérieur des polynucléaires nous avons toujours décelé des bacilles crénelés fragmentés et amincis, difficiles à colorer. Ce phénomène de fragmentation du bacille nous a paru d'autant plus prononcé que l'extirpation était faite tardivement à l'injection et à l'inflammation.

Dans un de ces tubercules, fistulisé à la suite de la première injection, nous avons pu suivre la série des phénomènes ; trois jours après nous n'avons plus constaté que des fragments, des vestiges bacillaires vers le 5e jour, les ayant trouvés fragmentés, crénelés et intacts dans les jours précédents. Nous avons communiqué ces observations à M. Marfan ; mais en ce moment, par suite de la défectuosité de technique, il ne nous avait pas été possible de différencier la catégorie des leucocytes dans l'intérieur desquels nous avions constaté ces transformations bacillaires.

Notre attention s'est portée ensuite sur des tubercules plus jeunes, n'ayant pas encore de masses caséeuses dans leur centre, nous avons fait leur étude en deux temps : une première préparation était faite par la méthode de coloration du bacille de Koch pour nous assurer de la présence du bacille : fuchsine en solution alcoolique concentrée et eau anilinée, et la décoloration par l'acide nitrique au quart ; une seconde préparation ayant pour but de nous faire connaître le détail des leucocytes était préparée par la technique de la coloration du sang : éosine 0, 25 ; alcool à 60°, 100 et solution aqueuse du bleu de méthylène.

En procédant ainsi, nous avons été frappé d'une particularité fort intéressante dans la différence de la colorabilité des bacilles, selon qu'ils étaient extracellulaires, intramicrophagiques, ou intramacrophagiques.

Nous posons d'abord comme principe ce détail bien connu dans la coloration du bacille, que l'éosine ne colore pas le bacille de Koch : nous nous en sommes assuré sur des cultures de tuberculose humaine et aviaire à maintes reprises ; il en est de même aussi dans les frottis des tubercules non enflammés.

Ce changement de colorabilité du bacille dans des lésions en voie de guérison, cette sensibilité à l'éosine une fois le bacille dans l'intérieur du microphage, est la preuve la plus indubitable qu'il s'accomplit dans ces conditions une phagocytose, une digestion intracellulaire du bacille de Koch. Pour apporter la preuve de nos observations, nous avons pris la microphotographie de nos préparations ; par suite de la défectuosité de notre appareil, nous n'avons pu obtenir avec la netteté désirable la photographie de nos préparations. Pour cela nous avons ajouté le dessin en chromolithographie pour mieux faire ressortir les détails.

Nous ferons remarquer que des observations analogues sur le changement de colorabilité du bacille de Koch n'ont point été faites. Bien plus, c'est après la constatation de Himmel que les bacilles tuberculeux, même dans le cas d'immunité naturelle, restent incolores dans l'intérieur des leucocytes, que Metchnikoff a émis l'opinion que dans le cas de vrais bacilles de Koch la réaction des leucocytes reste alcaline, à l'encontre de ce qui a eu lieu avec le bacille de Möeller et ses congénères, qui dans les mêmes circonstances se colorent et indiquent une réaction acide des leucocytes (1).

On voit donc l'importance que l'on doit attacher au changement de colorabilité des bacilles intraleucocytaires, et l'étude de l'inflammation tuberculeuse devient ainsi fort intéressante, car dans le domaine des recherches sur la particularité des microbes pendant la phagocytose, leur changement de colorabilité et leur transformation sont considérés comme des signes certains de la phagocytose.

Quant à la transformation éosinophile des microbes une fois dans l'intérieur des phagocytes, observée avec le *protéus*, le *bacille charbonneux* et le *vibrion cholérique*, elle est sous l'influence de l'action phagocytaire des leucocytes (2) ; il est très probable en effet que, sous l'action des ferments digestifs, les microbes deviennent perméables à des couleurs d'aniline, qui ne les colorent pas dans d'autres conditions. Metchnikoff admet même qu'une partie au moins des granulations éosinophiles proviennent des microbes englobés (3).

Il n'y a pas de doute que les choses ne changent pas de valeur, appliquées au bacille de Koch ; cette transformation éosinophile dans le cas du bacille de Koch dans l'intérieur des microphages pendant l'inflammation du tubercule aboutissant à sa guérison, est essentiellement liée à la phagocytose du bacille de Koch, à sa digestion dans l'intérieur des microphages.

(1) 193. Metchnikoff, *Immunités dans les maladies infectieuses.*
(2) 176. *Id. ibid.*
(3) 209. *Id. ibid.*

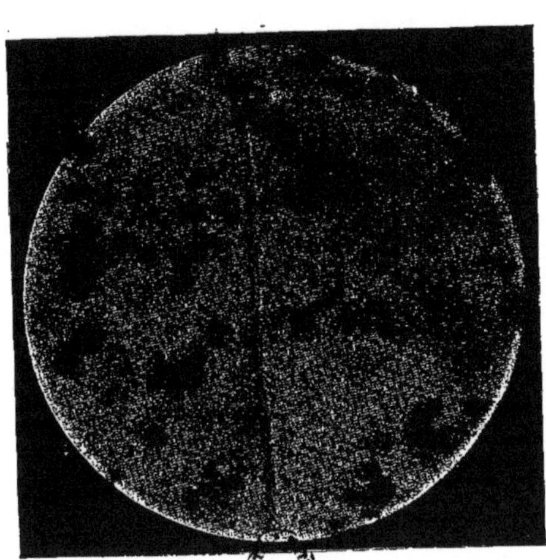

Amp. 200. — Microphotographie d'une préparation du tubercule
extirpé 5 heures après l'inflammation, traitée seulement par la
technique de la coloration du sang, les bacilles intramicrophagiques prennent l'éosine.

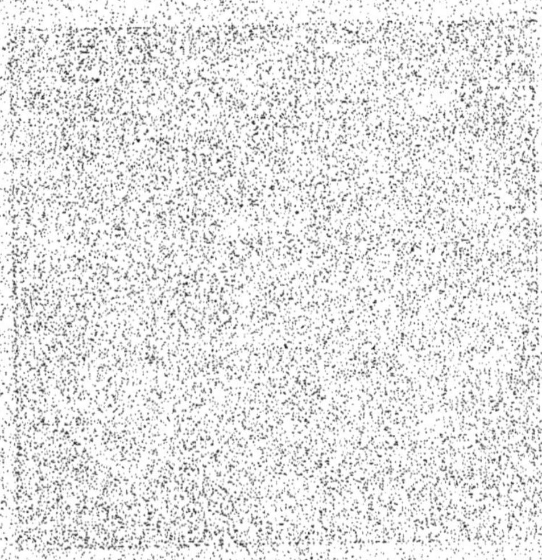

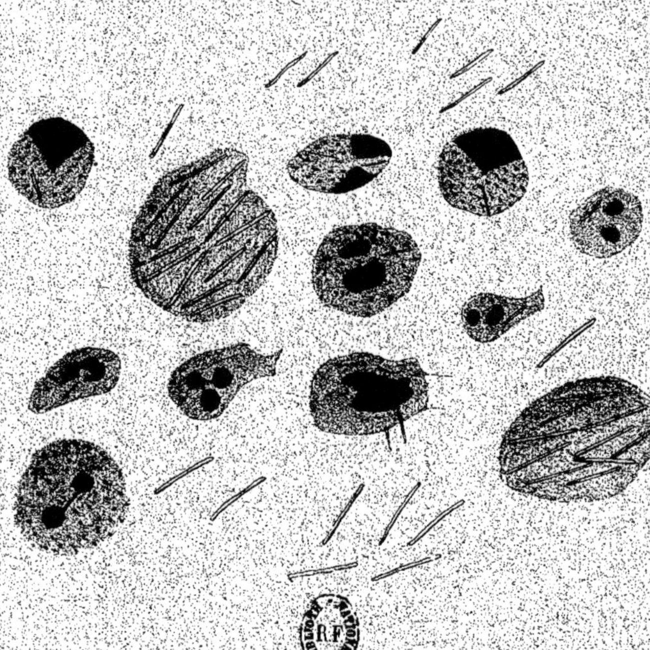

Reproduction demi-schématique de plusieurs préparations du tubercule enflammé. Cellules géantes bourrées de bacilles de Koch ne prenant pas l'éosine en train de s'éclater et diffuser dans les tissus des bacilles vivants et virulents, plusieurs cellules à granulations éosinophiles et quelques cellules intermédiaires pseudo-éosinophiles dans l'intérieur des-quelles les bacilles subissent les transformations éosinophiles et la fragmentation.

Les polynucléaires sont donc les véritables phagocytes du bacille de Koch, et la phagocytose a lieu ici comme ailleurs par une digestion rapide intracellulaire et non par des transformations bacillaires en formes encapsulées. Dans nos préparations, les détails les plus minutieux nous ont démontré que les bacilles une fois englobés se fragmentent. Cette fragmentation du bacille complète la digestion intracellulaire et explique la guérison du tubercule *ad integrum*.

Dans la plupart de nos observations chez nos malades, l'examen répété de leur sang après les injections du sérum a toujours accusé une augmentation des éosinophiles et des polynucléaires. Il nous a même semblé qu'au point de vue pronostic, ce phénomène présente une réelle importance. Nous n'avons jamais pu observer la polynucléose dans des cas mauvais, et, chose curieuse, dans des cas où les injections du sérum produisaient une amélioration passagère seulement, on constatait bien une polynucléose, mais il s'agissait là des polynucléaires nains, moitié plus petits qu'à l'état normal.

Nous avons porté ensuite notre attention à étudier le mécanisme de l'action antihémoptoïque du sérum ; dans deux cas qui ont été observés pendant des hémoptysies, les polynucléaires faisaient défaut dans le sang des crachats ; quand l'hémoptysie s'arrêtait sous l'influence des injections du sérum, on constatait dans les crachats à peine hémoptoïques une différence très accusée des polynucléaires et surtout des éosinophiles. Loin de nous la pensée, à la suite de ces rares observations, de rattacher le phénomène hémoptysie à ce phénomène cellulaire ; il n'y a pas de doutes qu'il y a là un rapport étroit ; mais ce rapport étroit n'est pas celui de cause à effet, il est sous la dépendance d'une réaction de l'organisme, laquelle est accompagnée presque toujours de la vaso-constriction qui paraît choquante, mais qui est plus souvent en rapport avec une forte diapédèse que la vaso-dilatation, laquelle dénote plutôt le manque d'immunité et le défaut de la diapédèse.

SÉROTHÉRAPIE ANTITUBERCULEUSE

Quoique des recherches très nombreuses, très variées et très ingénieuses de la sérothérapie antituberculeuse soient restées sans résultat jusqu'aujourd'hui, les connaissances modernes sur le mécanisme de l'immunité en général et les idées nouvelles sur la tuberculose permettent non seulement de concevoir, mais de prouver que l'espoir d'arriver par une immunisation à entraver l'infection tuberculeuse, et la guérir une fois installée, n'est pas aussi vain que l'on s'est plu à le représenter.

Mais, pour bien discuter la valeur d'une méthode, il faut d'abord préciser les prétentions auxquelles elle aspire, et reconnaître le mécanisme de son action ; l'immunisation passive dans les infections a des limites dans ses applications ; il n'en saurait être différemment pour la sérothérapie antituberculeuse. Surtout quand il s'agit d'une infection avec modalités cliniques aussi variées que la tuberculose, pouvant compromettre la vie à brève échéance par une marche insolite, par une généralisation rapide, par un envahissement lent mais progressif de toute l'économie, par une complication redoutable comme la méningite, il devient évident qu'un mode de thérapeutique, si logique soit-il, ne peut prétendre être appelé à éviter la catastrophe finale dépendant de causes si nombreuses et si différentes.

On voit combien les limites de la sérothérapie sont res-

treintes ; mais elles le sont davantage quand intervient le
mécanisme de son action ; cette action forcément antiinfectieuse met en jeu la réaction des éléments cellulaires ;
et la déchéance de ces derniers est telle parfois que les
réactions manquent tout à fait : c'est la cachexie. Dans
un degré moins avancé, le dynamisme des phagocytes est
dans un état si critique qu'une réaction à peine provoquée
est déjà avortée, l'effort qui leur est demandé étant resté
incomplet.

Ces vues biologiques rapportées en langage clinique
s'appliquent certainement à la valeur du terrain ; et, devant la conception générale des cliniciens de considérer la
genèse de la tuberculose comme étroitement liée au terrain,
il semblerait que le sort du tuberculeux n'a pas plus à
attendre de la sérothérapie qu'il n'attend des antiseptiques
ou des règles d'hygiène, qui, par une sorte de naïveté,
ont été élevés au rang de thérapeutique active contre la
tuberculose. Eh bien ! c'est là l'illusion !

Car enfin, si vastes que paraissent nos connaissances
sur la tuberculose, il faut convenir que l'étude du rapport
de l'organisme dans sa résistance contre le bacille de Koch
est de l'acquisition nouvelle ; elle n'est même qu'à peine
commencée. Nous ferons remarquer que l'on s'est trompé,
du moins au point de vue clinique, en déclarant si haut
et si universellement que pas un être n'est réfractaire à la
tuberculose. Un état réfractaire, qu'il soit acquis (immunité renforcée ou artificielle) ou à plus forte raison naturel
(immunité naturelle), n'est que plus ou moins relatif.
Ainsi, en augmentant la dose du virus ou en diminuant
l'activité phagocytaire, l'immunité baisse au point que
l'issue de l'infection dépend, d'une part, de la richesse en
substances bactéricides dans l'organisme et, d'autre part,
des conditions d'activité de ses phagocytes.

Il suffit de tenir submergées dans l'eau froide la poule,
dans l'eau chaude la grenouille, pour que leur état réfractaire aux spores de la bactéridie disparaisse. C'est par le

même mécanisme que s'explique encore l'action nuisible de l'antipyrine et de la teinture d'opium dans les infections ; ces substances immobilisant les phagocytes laissent le temps aux bacilles de proliférer dans l'organisme réfractaire.

Si l'exemple du cobaye, réfractaire à la streptococcie, et du lapin, aux bacilles du tétanos et même aux spores tétaniques, indique combien l'immunité est puissante parfois, il ne faut pas oublier que de cet état d'immunité si puissante jusqu'à l'état de réceptivité le plus sensible, toutes les graduations existent. Le lapin succombe au tétanos (1) quand, en même temps que les bacilles, on injecte un peu de toxine tétanique. D'autre part, ce même animal, qui a pour le streptocoque une réceptivité si grande que Marmorek l'a choisi pour exalter la virulence de ce microbe, guérit bien de ses blessures contre toutes les armées de streptocoques qui abondent dans sa cage. Tout cela ne peut pas être compris sans admettre que la lutte, intense parfois, n'existe pas moins suffisante pour permettre à l'individu de vivre indemne au milieu des espèces pathogènes à la plupart desquelles il ne présente pas cet état réfractaire, au sens donné à cet état par le bactériologiste.

En ce qui concerne la tuberculose, la conception clinique inébranlable que certains individus se tuberculisent beaucoup plus facilement que d'autres, suffit déjà à nous faire admettre qu'un état réfractaire, très relatif peut-être, mais la plupart du temps suffisant, existe chez d'autres individus pour les préserver de la tuberculisation. Il nous serait même très difficile de concevoir que l'homme pût échapper à l'infection tuberculeuse, s'il ne lui opposait pas un état de résistance.

Quel est donc le mécanisme de cette résistance ?

De concevoir le terrain tuberculeux ou non tuberculi-

---

(1) Metchnikoff, *Immunités dans les maladies infectieuses*, p. 179.

sable ne satisfait plus l'esprit du médecin appelé à donner ses soins et à aider la nature à se guérir de la maladie. Ce qu'il faut chercher pour faire œuvre utile, c'est d'ajouter à cette conception du terrain, à cette reconnaissance du tuberculisable, son explication biopathologique.

La liste des tuberculisables a été d'abord très étendue. Il a fallu en rayer les scrofuleux, reconnus pour être déjà tuberculeux. Il n'en reste pas moins, pour beaucoup, le lymphatique tuberculisable ; à cela on a ajouté des types à caractères morphologiques particuliers, le Vénitien, le type Landouzy ; mais la conception du tuberculisable s'est même dégagée des caractères définis, et on a décrit tuberculisables les individus présentant les symptômes : fièvre subjective (Chrétien), écart de température à la suite des exercices, transpiration facile, fatigue rapide, variabilité du pouls, etc...

Le tuberculisable existe certainement : c'est celui qui se tuberculise facilement ; mais ce qu'il importe de savoir, c'est que le tuberculisable est déjà très souvent tuberculeux et, quand il n'est pas déjà tuberculeux, le tuberculisable est celui qui se tuberculise et se détuberculise constamment.

On nous objectera certainement que si l'on peut accepter que le tuberculisable se tuberculise facilement, la preuve de sa détuberculisation est peut-être difficile à faire.

Nous répondons à cela qu'il s'agit de bien observer, et on sera convaincu que les cas de tuberculose passagère sont très nombreux et d'observation courante. Nous prétendons même que la plupart de nous, sinon tous, avons eu des infections tuberculeuses passagères, mises trop souvent sur le compte d'une infection autre que la tuberculose ; qu'on ne peut plus considérer les bacilles de Koch indestructibles, quand on voit les semis de granulations tuberculeuses multiples envahissant les séreuses guérir *ad integrum*. Cette destruction du bacille ayant formé des tubercules suffit déjà à faire admettre que ce qui se passe chez le tuberculeux à un moment donné pour se guérir a lieu aussi chez l'individu pour ne pas se tuberculiser.

Chez le tuberculisable, l'immunité est en une sorte d'équilibre ; il suffit d'une cause déprimante (un traumatisme, par exemple) pour que l'infection se localise dans le point de l'économie qui faillit à sa tâche. Cette conception, toute théorique qu'elle paraisse, a l'avantage de bien présenter la filiation des événements dans l'éclosion de la tuberculose. Elle est logique quand il s'agit d'expliquer la genèse d'une carie costale à la suite d'un coup, ou d'une tumeur blanche, à la suite d'une chute ou même d'un faux pas.

Le tuberculisable, enfin, est celui chez qui l'immunité, à peine suffisante dans les conditions normales de la vie, faillit sous une influence fâcheuse, et les bacilles se localisent dans des points de l'économie qui, relativement au reste de l'organisme, se trouvent à un moment insuffisants pour la destruction bacillaire.

Cette immunité antituberculeuse, aussi relative, aussi passagère, aussi aléatoire soit-elle, existe donc. Elle ne diffère pas, quant à son mécanisme, de l'immunité dans les infections en général. Il serait même absurde de supposer que la nature ait créé une différence pour le bacille de Koch ; elle a lieu, ici comme ailleurs, par la destruction intracellulaire des germes pathogènes, par la phagocytose.

L'importance de cette question nous a obligé de lui consacrer un chapitre à part : la phagocytose du bacille de Koch soutenue par Metchnikoff comme ayant lieu par les cellules géantes, mise en doute ensuite dans ses dernières publications comme ne pouvant pas avoir lieu par suite de la protection bacillaire par une membrane cireuse, nous ayant intéressé au plus haut point.

Ceci étant admis, pour entrer dans le cœur même de cette discussion (sérothérapie antituberculeuse), il reste à élucider les phénomènes biologiques qui interviennent dans l'immunité antiinfectieuse. Au moment surtout où nos notions sur ce sujet traversent une période critique, que nos connaissances de toxines bacillaires des protéines et des toxalbumines se compliquent de la notion des agressines, et que, à l'immunisation passive par les antitoxines et les anticorps, il faut ajouter la sérothérapie par les sérums antiagressifs, il est naturel qu'une vue d'ensemble sur la généralité soit de rigueur avant de discuter le mécanisme de l'action de la sérothérapie dans la tuberculose.

Quoi qu'il en soit de la valeur et de l'hypothèse des agressines établie par Bail, soutenue par Kukuschi et Hoke, il est certain, si elle ne doit expliquer que l'annihilation de la défense phagocytaire, c'est-à-dire le non-englobement des bacilles, que cette hypothèse se confond tout naturellement avec celle de la chimiotaxie négative, la seule différence étant de considérer cette chimiotaxie négative non pas comme un acte passif neutre ou indifférent, mais dû à des substances dégagées par les microbes et tenant en respect les phagocytes.

Si donc l'intoxication suraiguë des cobayes tuberculisés par une injection de bacilles de Koch, ou celle des cobayes neufs par un mélange de bacilles de Koch lavés et un peu d'exsudat péritonéal des cobayes tuberculisés, provient des agressines, il faudrait de toute nécessité compliquer la notion des agressines pour expliquer le mécanisme de cette intoxication suraiguë, non pas seulement d'une action annihilatrice phagocytaire, mais aussi d'une fonction hypersensibilisatrice sur la cellule à l'action toxique des toxines.

L'explication donnée pour cette intoxication suraiguë par Bail, qu'elle serait due à la dissolution des bacilles et à la mise en liberté de leur tuberculine, insuffisante déjà à expliquer la mort de l'animal tuberculisé, devient tout à fait insoutenable quand il s'agit d'expliquer la mort du cobaye neuf qui est injecté de sérum agressif et de bacilles de Koch. La quantité de tuberculine mise en liberté serait insignifiante pour occasionner une mort brusque chez le cobaye, qui en supporte des doses énormes à l'état normal. La bactériolyse, c'est-à-dire la mise en liberté des tuberculines, n'explique donc pas, du moins chez l'animal neuf, l'intoxication suraiguë.

D'autre part, on ne peut pas se ranger à l'avis de Pirquet et Schick, qui, en critiquant la manière de voir de Bail, voudraient que les agressines fussent un produit de la réaction de l'organisme, et assimiler ainsi cette intoxication aiguë à l'anaphylaxie, la formation des composés toxiques abondants par le mélange d'une nouvelle quantité de toxine, laquelle rencontrerait dans l'organisme des anticorps et dont le mélange donnerait naissance immédiatement à des composés toxiques. Avec Pirquet et Schick on voit combien devient embrouillée cette question des agressines, très obscure déjà. Il est à remarquer que, quand on veut assimiler le mécanisme d'un phénomène à celui d'un autre qui serait similaire, il faut du moins que le dernier soit bien connu. Il n'en est point de même dans la circonstance, car ce qu'on a appelé l'*anaphylaxie*, c'est-à-dire l'empoisonnement d'un animal en pleine vaccination, possédant des anticorps dans son sang, par une nouvelle quantité de toxine, demande encore son explication. Leur manière de voir devient tout à fait insoutenable quand ils veulent trouver une similitude dans les accidents connus sous le nom de « maladie sérique », qui éclaterait plus rapidement à la suite d'une injection secondaire du sérum hétérogène chez l'animal. Du moins cette maladie sérique ne paraît pas être due à une combinaison des anticorps (précipitines) formés à la suite d'une première injection du sérum hétérogène, avec une nouvelle injection de ce sérum. (A. Romme.) « Les observations de Marfan à ce sujet sont des plus concluantes, la maladie sérique ne se présentant que chez des malades ayant

— 37 —

présenté des accidents sériques après la première injection (1). »

Cette critique démontre assez que l'origine des agressines reste obscure ; mais là où la question devient intéressante, c'est quand on se demande si les agressines existent
comme des substances à part sécrétées par des bactéries
une fois dans l'organisme, ou bien si elles ne sont pas simplement des états renforcés ou des qualités augmentées de
ces mêmes sécrétions bacillaires en culture, par la seule
cause que, dans ces circonstances, les bacilles se trouvent
dans de nouvelles conditions biologiques qu'ils sont appe-
lés à développer, ou renforcer leur état ou qualité déjà exis-
tant pour soutenir mieux la lutte victorieuse ! En d'autres
termes, les agressines existent-elles comme des substances
différenciées des toxines, ou ne s'agit-il pas là simplement
de toxines ayant acquis une virulence très considérable ?
Parce que l'exsudat péritonéal du cobaye supertuberculisé produit l'annihilation de la défense phagocytaire,
une chimiotaxie activement négative, cela n'est pas suffisant pour en conclure que cette fonction de l'exsudat en
question se présente sous forme d'une substance différente des toxines ; il faudrait du moins pour cela prouver
que cette chimiotaxie négative n'est point produite par les
toxines.

Le cas du lapin réfractaire au tétanos et succombant à
une injection simultanée des bacilles et des toxines tétaniques démontre assez que la toxine tétanique annihile la
défense phagocytaire chez un animal réfractaire (2). En ce
qui concerne la tuberculose, les toxines élaborées autour
des tubercules par l'ischémie qu'elles entretiennent prouvent assez qu'elles sont douées des qualités agressives ;
mais là où la valeur des agressines, comme des substances

(1) Séance du 24 mars (Société médicale des Hôpitaux), *Presse
médicale*, 24 mars 1905.
(2) Metchnikoff, *loc. cit.*, page 179.

différenciées des toxines, devient tout à fait critique, c'est qu'au lieu de se servir d'un mélange d'exsudat péritonéal du cobaye supertuberculisé et de bacilles pour produire l'intoxication aiguë chez le cobaye neuf, on remarque la même intoxication en injectant au cobaye neuf, comme Marmorek le fit le premier, un mélange de tuberculine simple et de bacilles de Koch. Cette expérience de Marmorek, bien antérieure à celle de Bail, ne prouve-t-elle pas assez que des phénomènes identiques s'observent aussi bien avec les sécrétions des bacilles cultivés dans le péritoine qu'avec celles retirées des cultures *in vitro* ?

Il semble donc que, jusqu'à plus ample informé et dans l'état actuel de nos notions sur les toxines, rien ne permet d'interpréter les expériences de Bail par la formation de nouvelles substances et les considérer simplement comme des qualités surdéveloppées ou renforcées des toxines par la symbiose des bactéries avec des milieux animés qui leur opposent une lutte et excitent ces bactéries à sécréter des toxines plus agressives, plus virulentes que dans des milieux inanimés.

D'autre part, non seulement les agressines s'assimilent aux toxines, mais les sérums antiagressifs sur lesquels on s'est beaucoup illusionné à un moment donné, ne diffèrent en rien des sérums antiinfectieux déjà connus et obtenus en se servant, pour l'immunisation, des cultures entières des bacilles. Car enfin, si le sérum dénommé anti-agressif de Kukusbi contre la dysenterie et ceux de Bail contre la fièvre typhoïde et le choléra, veulent avoir droit à cette nouvelle terminologie parce qu'ils excitent la phagocytose contre ces microbes, est-il besoin de dire que c'est par ce même mécanisme, par l'excitation à la phagocytose, qu'agissent aussi le sérum de Marmorek antistreptococcique, les sérums antivibrionien, antipyocyanique, ainsi que tous les sérums antiinfectieux connus jusqu'aujourd'hui ?

S'il reste à Bail quelque chose de sa conception sur

les agressines, c'est cette notion que la chimiotaxie négative n'est pas un état passif dans les infections, mais
plutôt et du moins plus souvent un état actif, l'éloigne-
ment des phagocytes étant entretenu par des sécrétions
bacillaires.

Et il ne faut pas croire qu'il s'agisse là de notion déjà
connue ; s'il est vrai que l'agressibilité des toxines mise
à jour s'applique à des faits déjà connus, elle complique
la notion toxique des toxines , de ce quelque chose
nouveau qui nous explique mieux le mécanisme des
phénomènes biologiques dans les infections, et vient
surtout éclairer la physiologie pathologique de la tuberculisation.

Les tuberculines gagnent ainsi en importance ; à leur action toxique sur les tissus, il faut ajouter la notion d'une
action *éclectique* antiphagocytaire qui les rend redoutables
dans l'organisme des tuberculeux.

Mais, avant de développer. cette particularité des sécrétions des bacilles de Koch, des tuberculines. il faut d'abord
relever les critiques dont elles ont été l'objet.

Ceux qui ont suivi de près les nouvelles expériences et
les nouvelles publications sur la tuberculose ont certainement remarqué que nos notions sur les tuberculines ont
traversé une période critique.

Dès la découverte de l'action des toxines sur l'organisme
et de la nature infectieuse de la tuberculose, tout le monde
a été unanime à reconnaître que la fièvre chez les tuberculeux était due aux toxines de bacilles de Koch, à la tuberculine. On comprend sans peine les multiples recherches
dirigées pour obtenir un sérum antituberculineux ; il était
si logique d'en conclure en effet qu'un sérum antituberculineux pouvait faire évoluer la tuberculose d'une façon
apyrétique ! Et voici qu'en 1904. le 19 novembre. Arloing
est venu annoncer à la Société de Biologie (1) que son sé-

(1) Arloing, *Presse médicale,* 24 novembre 1904, page 752.

rum antituberculineux neutralisant l'action de la tuberculine *in vitro*, est resté inactif sur la température dans le cas même de tuberculose expérimentale. On voit combien la question de sérothérapie antituberculeuse devient décourageante. Arloing n'a pas dit davantage sur l'origine de la fièvre chez les tuberculeux ni sur la valeur de la tuberculine. Antérieurement déjà à Arloing, Marmorek (1) était venu annoncer une opinion toute nouvelle sur la tuberculine; pour lui, la tuberculine n'aurait que le rôle d'un réactif qui, mis au contact des bacilles, les détermine à sécréter une tout autre toxine, « la véritable toxine » des bacilles de Koch, laquelle seule serait la cause des phénomènes fébriles et autres. Nous savons que Marmorek a été amené dans la suite à tirer un parti thérapeutique de sa conception sur la « véritable toxine »; comme toutes les conceptions sont sincères, surtout en bactériologie, Marmorek chercha à obtenir cette toxine, il prépara un milieu de sérum leucotoxique de veau obtenu en injectant à ces animaux des solutions de leucocytes de cobaye, ajouta à ce sérum du bouillon glycériné ; un autre milieu a été préparé avec les tissus hépatiques, bouillon de foie glycériné ; avec ce mélange très ingénieux peut-être, surtout très compliqué, il a obtenu la toxine présumée, laquelle tua le cobaye et le lapin en 8 jours par 8 à 10 centimètres cubes injectés sous la peau. On sait la valeur de son sérum obtenu par cette toxine, annoncée à la séance de l'Académie de médecine du 11 novembre 1904.

La conception de Marmorek, quoique basée sur l'interprétation de faits positifs, l'intoxication des cobayes par l'injection simultanée de tuberculine et de bacilles de Koch, reste une opinion très personnelle et très isolée, et nos connaissances sur l'immunité ne fournissent pas les éléments nécessaires pour discuter la valeur d'une pareille opinion.

(1) Société de Biologie, Marmorek, 19 décembre 1903.

Il n'en est pas de même de l'opinion d'Arloing, qui voudrait que la fièvre chez le tuberculeux ne fût pas d'origine tuberculineuse.

Nous ferons remarquer à ce sujet que les mutations chimiques qui s'accomplissent dans les tissus au contact des toxines pyrotégènes peuvent ne pas être influencées, ni dans leur ordre ni dans leur intimité, par la seule neutralisation de leurs effets toxiques sur ces mêmes tissus. Pourquoi n'y aurait-il pas une dissociation dans la neutralisation d'un phénomène parmi les nombreux que l'antitoxine apporte par son action sur les toxines ? Nos connaissances sur les antitoxines sont encore assez incomplètes ; mais du fait que des toxines non toxiques, des toxoïdes et des toxones peuvent développer des antitoxines (1) au même titre que les toxines, cela ne prouve-t-il pas que les changements cellulaires et les phénomènes chimiques qui les accompagnent ne sont pas en rapport direct avec la toxicité ou la non-toxicité des sécrétions bactériennes ? Et faudrait-il s'étonner que ces mêmes changements cellulaires, ces mêmes réactions chimiques fussent indépendants, parfois du moins, du pouvoir antitoxique des antitoxines ?

Le symptôme fièvre, dans les infections et même les intoxications, est un phénomène très complexe et relève toujours d'une réaction cellulaire. Celle-ci est plus étroitement en rapport avec la lutte de l'organisme contre l'infection ou l'intoxication qu'avec cette infection ou cette intoxication elles-mêmes. Mais quand il s'agit de l'infection et de l'intoxication à la fois, comme c'est le cas dans la tuberculose, il devient certainement difficile de faire la part des choses, d'autant plus que les effets toxiques de l'infection tuberculeuse sont très variés.

A la fièvre et à la sueur, qui, dans les infections aiguës, ne disparaissent qu'avec la guérison, ou s'amendent avec la cachexie, s'ajoutent, dans les infections à marche lente,

(1) Metchnikoff, p. 367, *loc. cit.*

des névrites des nerfs moteurs ou sensitifs (fugaces, passagères ou permanentes, allant de la parésie jusqu'à la paralysie complète, de l'hypoanesthésie à l'anesthésie), des atrophies musculaires sans phénomènes appréciables d'intoxication névritique…, hyperesthésie, hyperalgésie, tremblements fibrillaires, contractures, jusqu'à des crises de convulsions et même de véritables hystéries. On voit par cette énumération combien sont multiples, complexes et compliqués les phénomènes d'intoxication dans la tuberculose.

Quoi qu'il en soit de cette multiplicité des manifestations de l'intoxication au cours de la tuberculose, il est logique de les rattacher toutes à la tuberculinisation de l'organisme : chaque organe, chaque tissu, selon son état et ses prédispositions, manifestant différemment, selon l'individu, devant l'intoxication tuberculeuse.

Il n'en est pas tout à fait de même du symptôme fièvre, qui est le résultat du rapport de la réaction des tissus contre l'infection, et relève, comme nous l'avons dit plus haut, des changements cellulaires et des mutations chimiques qui accompagnent ces changements, et se rattache peut-être plus à l'infection qu'à l'intoxication.

Si, par sa nature même, elle paraît être une manifestation générale, la fièvre dans la tuberculose est avant tout un symptôme local. Cette différence mérite d'être bien signalée et bien précisée, car elle touche de près les nouvelles notions sur l'immunité locale.

La tuberculose en effet, du moins comme infection, est avant tout une maladie locale. L'abondance des sueurs chez les phtisiques, au début sur le thorax, la différence de la température, plus élevée du côté atteint que du côté sain, le prouvent assez. De plus, son extension se fait par l'envahissement des territoires limitrophes de la première lésion et diffère en cela de beaucoup des infections générales des maladies aiguës.

Il n'y a pas de doute que la grosse différence que l'on

— 43 —

a soulevée entre les infections aiguës et les infections
chroniques, n'est qu'une question de mode d'envahissement des unes plus difficile à se réaliser et, partant,
plus lente et par conséquent chronique, à côté des autres
qui, dès le début, sont d'une extension rapide et par
conséquent aiguë ; mais pour cela les lois de l'immunité et
celles de l'organisme contre les infections ne diffèrent point
dans les deux cas quant à leur essence, la baisse de l'immunité qui détermine l'apparition des états infectieux à
allures différentes étant dans un cas local et dans l'autre
générale. L'immunité locale des tissus contre un état morbide, tout en étant étroitement liée à l'immunité générale, peut fléchir et perdre son rapport proportionnellement à celle de l'organisme entier.

L'objection que l'on a faite à la sérothérapie antituberculeuse, qu'elle serait irréalisable, parce qu'elle vise un
état chronique au lieu d'un état aigu, n'est basée que sur
une supposition qui se dégage naturellement de ce fait que
les sérothérapies n'ont donné quelques résultats que
dans les infections aiguës et sont restées sans effet dans
les infections chroniques. Mais cette objection n'est basée
que sur des faits connus jusqu'aujourd'hui et encore dans
leur grossière apparence et ne peut pas prétendre à rester
inflexible devant les progrès à accomplir.

Pour que cette objection ait une valeur scientifique, il
faudrait admettre que le mécanisme de guérison d'un état
aigu diffère de celui d'un état chronique. Eh bien ! cela
n'est point vrai.

La tuberculose est une infection à modalités cliniques
très variées ; mais si on porte l'attention sur les changements cellulaires qui concourent à la guérison, on trouve
qu'ils sont identiques pour une lésion tuberculeuse aiguë
et pour une lésion chronique. Cette guérison a toujours
lieu, par la polynucléose surtout, tout autour de la lésion ;
cette polynucléose est intense quand une détermination tuberculeuse aiguë évolue vers la guérison : mais, tout en

étant moins brillant, c'est encore la polynucléose et l'éosinophilie qui s'observent quand des lésions chroniques, comme les tumeurs blanches, tendent à la guérison (1). Le mécanisme de guérison d'un état aigu ou chronique est donc le même; et un moyen thérapeutique qui s'applique à l'un s'applique aussi à l'autre.

On voit par là que la fièvre dans la tuberculose est due à l'entrée en scène des polynucléaires ; comme la plupart du temps les bacilles ne sont pas phagocytés, ou ne le sont qu'incomplètement, la réaction s'arrête, la polynucléose cesse ; il semble que les bacilles ont eu le temps de sécréter des toxines qui repoussent les phagocytes, et la détermination bacillaire entre dans la seconde phase, la phase chronique.

La filiation de ces phénomènes biologiques cellulaires, en rapport avec l'apparition des bacilles dans une région de l'organisme, est facile à constater ; ils sont présentés dans leur ordre et dans leur succession dans le rhumatisme tuberculeux aigu.

Dans une première phase apparaît douleur, rougeur, fièvre (du moins locale) ; à cela s'ajoute parfois tremblement fibrillaire, sorte de contracture, et même mouvements agités sur des régions limitrophes, doigts, orteils. Ces phénomènes peuvent disparaître au bout de 4 à 5 jours ; la douleur disparaît, la rougeur et la fièvre aussi : le membre reprend son état normal, la guérison est complète, le diagnostic reste douteux.

Mais voici que, quelques jours après, une autre articulation se prend : même phénomène. C'est toujours la première phase, elle dure 4 à 5 jours, souvent davantage ; la fièvre disparaît encore, la rougeur aussi, même le tremblement fibrillaire... Mais la douleur persiste ; le membre est livide, il est plutôt froid ; on marque hypoanesthé-

____

(1) Gianosso, Académie méd., Turin, page 429, *Presse médicale*, 1904.

sie, parfois léger épanchement articulaire ; la région est œdématiée, on constate la disparition des dépressions normales ; la mesure de sa circonférence accuse une différence ; à cela s'ajoute parésie motrice qui se complique plus tard d'atrophie musculaire ; rarement la guérison peut encore survenir, quelquefois même les choses restent dans le même état; et quand cela a lieu dans le genou, cela rappelle, de loin, le tableau de la paralysie infantile ; mais souvent l'évolution s'accentue, c'est une tumeur blanche qui s'installe.

La signification de la fièvre s'affirme nettement ; elle est plus souvent en rapport avec l'envahissement de nouveaux points de l'économie par les bacilles ; c'est un symptôme qui indique une évolution : vouloir la combattre c'est vouloir arrêter cette évolution, et cela n'est pas compréhensible, d'après le mécanisme qui nous est connu, sans faire appel à ce que l'on cherche à combattre. Dans la phtisie la fièvre est redoutable, parce qu'elle indique que la phtisie est à marche rapide, que les poussées sont continuelles ; et quand il y a poussée, il y a toujours réaction.

Mais comme ces réactions se réveillent dans des lésions anciennes, qu'elles ne sont pas toujours en rapport avec l'envahissement de nouveaux points par les bacilles, et par cela même elles sont la signification d'un processus de guérison, la connaissance seule de la fièvre perd donc sa valeur. Là où on croirait que le malade a eu une poussée et par conséquent une aggravation, c'est tout simplement une amélioration, cette fièvre étant l'indice d'une réaction salutaire. Cela prouve combien le traitement symptomatique de la phtisie est un traitement à l'aveugle ; on peut dire de lui qu'il n'a jamais procuré d'amélioration, très heureux s'il ne compromet pas les chances déjà très restreintes et ne produit pas une aggravation.

Il ne faut point pour cela condamner tout traitement

symptomatique dans le cours de la tuberculose ; la clinique ne peut pas être calquée sur les expériences du laboratoire, elle est appelée à combattre parfois les effets fâcheux par trop inquiétants d'un symptôme, avant l'infection même qui en reste la cause. Ce que nous voulons faire ressortir ici, dans sa grande importance, c'est la valeur de la réaction dans la tuberculose. Parfois bruyante, d'autres fois à peine apparente, elle reste la condition *sine qua non* de la guérison de toute lésion tuberculeuse. Bien plus : *quand la lésion est locale et sa guérison complète, cette inflammation tuberculeuse entraîne à sa suite un effet immunisant contre la tuberculose.*

Et remarquez qu'il ne s'agit pas là de simples considérations ou de pures hypothèses plus ou moins prétentieuses ; notons en passant que ces réactions n'ont pas lieu dans la cachexie, et qu'il devient difficile de les réveiller chez les cachectiques ; que la phtisie avec de multiples cavernes ayant passé par des étapes congestives procure plus de survie que celles qui ont une marche moins bruyante mais progressive, qui envahissent du sommet à la base avec une fièvre qui ne s'allume que les après-midi ; que la phtisie chez les neuroarthritiques à forme congestive est moins grave, et que chez eux une forte congestion est suivie d'une trêve prolongée, parfois même d'une guérison ; que les asthmatiques phtisiques pendant tout le cours de l'hiver sont sujets à leurs crises accompagnées de congestion, et chez eux la lésion reste scléreuse et ne s'étend pas. C'est dans le même sens, quoique dans un ordre différent, que l'on pourrait citer encore la non-évolution de la phtisie dans des poumons congestionnés par un rétrécissement mitral et les quelques effets favorables de la méthode de Bier, et nous ferons remarquer à ce sujet que la méthode sclérogène de Lannelongue, par la réaction qu'elle produit, favorise la guérison plus peut-être que par la sclérose secondaire à ces réactions ; on sait même que dernièrement on a voulu tirer un parti thérapeutique de ces congestions en recommandant aux malades des expirations fortes et prolongées ; il n'est pas douteux, quoiqu'il soit difficile de préciser, que ces exercices modifient la lésion et la marche de la phtisie. On voit par cette énumération que les congestions même passives améliorent le rapport de la résistance de l'organisme au bacille ; mais quel est le mécanisme intime qui intervient dans ces congestions ?

Dans un article fort intéressant ayant trait au traitement de la tuberculose par les inoculations, Wright vient nous élucider ce mécanisme (1).

Cet article mérite d'être bien compris, car il résume toutes nos nouvelles conceptions sur la tuberculose.

Pour suivre avec la méthode d'observation scientifique les phases successives de l'immunisation par les vaccinations, Wrigth nous fait connaître un nouveau moyen qui consiste à mesurer les variations en richesse des substances protectrices de l'organisme dans le cours des vaccinations.

En prenant pour critérium de cette substance l'intensité de la chimiotaxie positive, Wright introduit dans l'étude, pour suivre les modifications progressives ou régressives du sérum des malades. la notion nouvelle du *coefficient* de la chimiotaxie positive. Pour cela il mélange dans un tube capillaire un volume de sérum à essayer, un volume d'une émulsion bacillaire et un volume d'une émulsion de leucocytes lavés provenant d'un sang normal. « Le tube capillaire est mis à l'étuve pendant 15 à 20 minutes, puis on fait des préparations microscopiques de son contenu. On compte d'une part les 30 ou 40 phagocytes, de l'autre le total de bacilles par eux phagocytés. En divisant ce nombre par celui des phagocytes, on obtient ce coefficient qu'il appelle, lui, « coefficient phagocytaire ».

(1) *Presse médicale*, 15 févr. 1905. Traduit de l'anglais et résumé par A. Jousset, conférence faite à Saint-Marys hospital aux médecins français lors de leur visite des hôpitaux de Londres.

En appliquant cette méthode d'observation à la pathologie, Wright nous fait remarquer qu'au contact des tissus bacillisés la lymphe s'appauvrit continuellement en substances protectrices ; que le liquide péritonéal dans la péritonite tuberculeuse a un pouvoir protecteur inférieur à celui de son sang, et il en conclut que l'action bienfaisante de la ponction évacuatrice tient au renouvellement du liquide à l'appel d'une sérosité fraîchement transsudée du sang et aussi active que lui. On voit par là que l'immunité antituberculeuse est en baisse tout autour des lésions, et les congestions tendent à augmenter cette immunité. Le mécanisme de l'action des réactions et des congestions dans la tuberculose tient au principe que l'immunité locale des tissus, par suite du manque d'irrigation intense, diffère de l'immunité en général de l'organisme entier : autant cette dernière est élevée, autant l'effet bienfaisant de la congestion est marqué ; mais en supposant que ce coefficient phagocytaire ait une limite de minimum utile pour apporter une modification sur la lésion tuberculeuse, la réaction produite dans un organisme en dessous de ce degré d'immunité restera sans effet, et pourrait même tendre à fomenter, étendre et généraliser l'infection. C'est pour cela que les congestions ne doivent pas être provoquées chez tous les malades ; elles n'auront d'utilité que si le niveau de l'immunité du sérum sanguin est bien supérieur à celui de l'immunité locale.

Le coefficient phagocytaire, le graphique même de l'immunité, chez le tuberculeux, étant inférieur à celui d'un individu normal, le rapport de ces deux coefficients, ce que Wright appelle « l'index opsonique », devient utile à reconnaître.

Cette *opsonine* de Wright, la substance qui prépare le bacille à la phagocytose, c'est l'*ambocepteur* d'Erhlich, la *substance sensibilisatrice* de Bordet, *desmos* de London, le *fixateur* ou le *philocytase* de Metchnikoff. C'est elle qui augmente toujours après les immunisations actives dans le sérum des animaux vaccinés.

On voit combien les lois de l'immunité en général dans les infections s'appliquent aussi à la tuberculose, et comme dans toutes les immunisations, ici aussi, c'est le fixateur qui augmente dans le sang par les inoculations de substances bactériennes, du vaccin tuberculeux.

Quoi qu'en dise Wright, si on doit constater et chercher ces coefficients avant et après chaque injection du vaccin tuberculeux, de la tuberculine TR, pour éviter les dangers que la méthode présente, il est évident que des recherches aussi compliquées rendent la méthode du traitement de la tuberculose par les inoculations presque impossible, malgré les beaux résultats que l'on soit appelé en attendre, d'après Wright. Mais pour cela la portée scientifique des recherches de Wright n'en reste pas moins séduisante ; elle relève surtout l'importance du pouvoir bactéricide du sang vis-à-vis du bacille tuberculeux ; car enfin si tel est le principe de la conservation de l'individu, et sa guérison de la tuberculose, il s'applique aussi à d'autres méthodes qu'à celle des inoculations.

Nous ferons remarquer que les améliorations passagères, les trêves prolongées qui dépendent certainement des modifications progressives du sérum des malades au cours de la tuberculose, sont probablement sous la dépendance d'une auto-inoculation des substances tuberculeuses dans l'organisme des tuberculeux. Quoique les recherches ne soient pas dirigées dans ce sens, tout porte à croire que les substances tuberculeuses extériorisées du courant sanguin, par la nature même des lésions qu'elles provoquent, peuvent parfois trouver un accès dans le courant circulatoire et occasionner par une sorte d'auto-vaccination les phénomènes biologiques de la progression ou de la régression du niveau de l'immunité et réaliser les expériences de vaccination par des substances tuberculeuses.

Sans doute, cette manière de voir est difficile à prouver, comme toutes les questions de l'immunité dans la tuberculose ; mais on ne peut plus accueillir avec scepticisme les notions qui se dégagent d'observations cliniques, depuis que les vaccinations par le procédé de Behring sont venues étendre à la tuberculose ce que la science connaissait déjà pour d'autres infections ; cette hypothèse de l'auto-vaccination, quoique timidement émise, se trouve appuyée par la pensée même de Grancher, qui admit que la lésion tuberculeuse, à côté des substances nuisibles, contient aussi très probablement des substances vaccinantes ; elle seule nous donne la clef de ces grandes modifications salutaires survenues au cours d'une tuberculose grave et qui créent le cas de ces malades que l'on a le droit de qualifier « d'échappés à la mort ».

Il n'y a pas longtemps encore que l'on ne pouvait parler d'une immunité conférée par une première atteinte de la tuberculose sans provoquer une répugnance et susciter les critiques les plus piquantes. Marfan, qui a été le premier à émettre cette hypothèse, considérant la rareté de la phtisie chez les écrouelleux guéris avant l'âge de 15 ans, a mal choisi, pour soutenir cette opinion, l'exemple de l'évolution incomplète ou différente d'une seconde inoculation du virus chez le cobaye avec une première inoculation en cours d'évolution. Cet exemple ne s'applique certainement pas à la thèse de l'immunité conférée par une première atteinte. D'autre part, la guérison d'une adénite tuberculeuse a lieu par la suppuration, et ce phénomène est différent de la caséification qui caractérise l'envahissement ganglionnaire chez le cobaye.

La rareté de la phtisie chez les écrouelleux guéris et sa marche torpide chez les scrofuleux relèvent certainement d'une même cause et paraissent étroitement en rapport avec cette suppuration ; la résistance chez eux à la phtisie n'est peut-être que le fait d'une immunité locale due à une infiltration lente et prolongée des tissus pulmonaires par des produits de l'inflammation tuberculeuse qui suivent ici une voie directe en raison de la topographie même des ganglions du cou par rapport au courant sanguin dans les voies de la veine lympathique, la veine cave supérieure et le cœur droit et les poumons (1).

Il se fait ici une adaptation aux bacilles, une immunisation locale par la réaction lente et prolongée qui s'accomplit dans les poumons. Cette manière de voir a non seulement l'avantage d'expliquer la rareté de la phtisie chez les écrouelleux guéris, mais aussi sa marche torpide chez les scrofuleux, et entre dans les exemples de l'immunité locale des tissus rapportés par Wassermann et Citron (2).

D'autre part, l'opinion de Marfan qu'une première atteinte de tuberculose bien guérie confère une immunité (3), trouve de plus en plus crédit, et se confirme par les expériences de laboratoire. Il faut, pour cela, que la première lésion soit sûrement et complètement guérie. Maragliono va même plus loin et estime que, pour vacciner l'homme, il faut provoquer, dans une région quelconque du corps, une inflammation tuberculeuse (4).

Cette inflammation, on le voit, apporte une modification profonde dans les phénomènes biologiques qui s'accomplissent en vue de l'immunité contre la tuberculose. On sera convaincu, en lisant nos observations, qu'une inflammation d'une tuberculose locale entraîne à sa suite des améliorations considérables pour des lésions à distance, la phtisie y comprise. Nous avons remarqué d'ailleurs que nos cobayes, bien guéris d'une tuberculose ulcéreuse, ayant présenté une cuillère à café du caséum dans leur tuberculum, non seulement vivaient indéfiniment, mais chez eux une seconde inoculation n'évolue pas, tandis que les témoins meurent dans les trois premiers mois.

(1) Dieulefoy, *Path. méd.*, tome II, page 211.
(2) *Presse médicale*, 12 juillet 1905.
(3) *Traité de médecine*, tome VII, page 166.
(4) Thèse Rimbaud, page 89, institut Pasteur de Montpellier.

On s'est donc beaucoup éloigné de la vérité quand on s'est adressé à des ganglions tuberculeux pour découvrir des anticorps spécifiques, où on croyait « la défense plus énergique, pour en tirer une méthode pour les vaccinations ou sérothérapie antituberculeuses (1) ». Bien au contraire, la preuve semble assez faite que ces anticorps ne sont formés et diffusés dans l'organisme qu'après des réactions vives, des inflammations aiguës et la destruction des substances ou des corps bacillaires par les éléments de réaction aiguë, les microphages et non pas les macro ou lymphomacrophages des ganglions lymphatiques.

Devant les échecs multiples d'immunisation active ou passive, les hypothèses les plus invraisemblables ont eu cours. Les uns sont allés même jusqu'à avancer que le bacille de Koch n'était qu'un saprophyte, que le véritable agent était à découvrir ; nous avons déjà mentionné l'opinion de Marmorek, ne voulant pas reconnaître à la tuberculine le droit d'être la véritable toxine du bacille de Koch ; d'autres, comme Rimbaud, sont allés jusqu'à affirmer que ce n'est pas dans des cultures que l'on doit chercher des substances capables de donner aux humeurs la propriété antiinfectieuse.

Nous avons à peine besoin de faire remarquer que toutes ces hypothèses sont fantaisistes et ne méritent pas d'être discutées. Pour celle de Rimbaud, que la tuberculine ne contient pas de substances vaccinantes, on doit faire une exception. Elle est basée, en effet, sur les expériences de Arloing, Gourmont et Rodet, que les injections préventives de tuberculine chez les cobayes et lapins ne procurent pas d'immunité antiinfectieuse.

« Chez un bouvillon qui reçut préventivement 224 millig. de tuberculine, la tuberculose a marché, comme elle marche dans le même temps à la suite de toutes les inoculations sous-cutanées.

(1) Page 92, thèse Louis Rimbaud.

« Ils injectèrent à des cobayes et à des lapins, en plusieurs injections, 52 à 60 millimètres de tuberculine. 7 à 34 jours après, les inoculations du virus humain et aviaire conjointement à des animaux témoins ont prouvé que l'effet préventif était nul (1). »

Comment voulez-vous qu'un cobaye ou un lapin qui supporte 10 grammes de tuberculine puisse être immunisé · par 5 à 6 centigr. de la lymphe de Koch, qui, serait-elle répétée 5 à 10 fois, constitue 50 à 60 centigr. de toxine dont l'animal supporte 20 fois plus ? Voici une expérience personnelle ; on verra la différence des doses.

Deux lapins ont été injectés par *voie intraveineuse* ; à partir du 7 décembre 1903, tous les 5 à 6 jours d'une dose de tuberculine, commencé par 2 cent. cubes, 5 à 8, 10, 15, 20, 25, jusqu'à 30 ; repos un mois ; reprise des injections par la même série ; repos encore un mois et ainsi de suite jusqu'en janvier 1905, pendant cet espace de 13 mois ; à la fin de cette période, chaque lapin ayant été injecté de plus de 1/2 litre de tuberculine.

Ont été inoculés conjointement, le 17 janvier 1905, avec 6 témoins, du virus tuberculeux retiré d'un cobaye mort. Les témoins ont fait de gros et nombreux tubercules, périrent, les poils tombèrent et nous avons fini par les faire rejeter le 17 mai 1905.

Les deux lapins traités par la tuberculine ont fait un abcès unique, avec du pus bien lié, et à la fin de février, déjà, il n'y avait même plus trace de cicatrice.

C'est donc un peu à la hâte que l'on a conclu que la tuberculine ne contient pas de substances capables d'engendrer des anticorps. Ce sont ces discrédits qui ont amené les expérimentateurs à diriger leurs recherches pour obtenir de nouvelles tuberculines ; laissant de côté les tuberculines TR. TA. TO. de Koch, qui n'ont pu rehausser la valeur de la première lymphe, celles de Maragliano méritent quelques considérations.

(1) Page 40 thèse Rimbaud, Montpellier.

Point de départ, c'est toujours la même chose, cultures très virulentes de tuberculose humaine. Préparation en 2 groupes. Groupe A : concentration de la culture à 100° au bain-marie, on filtre au Chamberland, le produit contient les protéines provenant des corps bacillaires. Groupe B : on filtre au Chamberland la culture non chauffée, on la concentre dans le vide à 30°. Le mélange de 3 parties de A et d'une partie de B constitue la toxine qui est inoculée aux animaux. La raison de cette dissociation des sécrétions et des protéines en A et B, pour la reconstruire ensuite par 3 A, plus B, semble chercher la conservation de B, des toxalbumines qui se détruiraient par le chauffage ; mais dans la logique des choses, ce n'est point de B que nous devrions chercher à obtenir un sérum antiinfectieux, mais par A, et il ne se détruit pas dans la lymphe de Koch ; sur quoi nous baser ensuite que la proportion de ces deux groupes dans des cultures est de 3 A : B et non pas de x A : y B.

Inutile de discuter là-dessus : la valeur du sérum de Maragliano explique assez que ce n'est pas dans cette voie que l'on est appelé à réussir. Et on doit en conclure que les échecs de sérothérapie antituberculeuse tiennent à une autre cause, et ce n'est pas en multipliant les procédés de manipulation de cultures que l'on aura la chance d'aboutir.

Malgré les recherches les plus ingénieuses pour modifier les cultures ou en extraire les produits, on n'arrive pas à obtenir une immunisation assez active pour obtenir un sérum thérapeutique antituberculeux, ce qui veut dire que les réactions nécessaires qui doivent s'accomplir dans le sang pour sécréter des anticorps n'ont pas lieu, ou n'ont lieu qu'insuffisamment.

Le problème qui s'impose est celui-ci : peut-on rendre ces réactions plus intenses en changeant de voie d'introduction ? Quelques remarques s'imposent ici. Toute immunisation suppose l'existence préalable d'une hyperleucocytose. Nicolas Courmont et Prat qui, à l'encontre de cette théorie de Metchnikoff, ont cherché à supprimer cette hyperleucocytose, n'ont réussi qu'à la rendre plus évidente. Cette hyperleucocytose a lieu par les injections de tuberculine ; elles donnent même naissance à des antitoxines, antituberculines ; mais comme elles ne dégagent pas de qualités antiinfectieuses, on est obligé d'en conclure que dans ces circonstances, ce sont les formations des anticorps qui font défaut, et des réactions ne s'accomplissent pas dans ce sens. Doit-on admettre que les leucocytes sont incapables de produire des anticorps tuberculeux ? ou n'y a-t-il pas ici une cause qui intervient ?

Ceux qui sont au courant des essais de vaccination antituberculeuse, de l'échec des tentatives pour obtenir une immunisation active par les inoculations sous-cutanées des bacilles atténués (méthode Pasteur) et du succès obtenu ensuite par Behring par les injections intraveineuses de ces mêmes bacilles atténués et desséchés, ne peuvent pas accepter cette incapacité leucocytaire. C'est que les substances contenues dans les corps bacillaires ne sont pas assez diffusibles pour se mettre aux prises avec une armée considérable de leucocytes, pour les influencer, et dans le tissu cellulaire sous-cutané, par suite de la rareté des leucocytes, l'intensité des réactions phagocytaires devient négligeable pour obtenir l'effet utile.

La voie sanguine s'impose donc par sa richesse leucocytaire.

Les faits les plus simples appuient cette considération ; l'inoculation des substances tuberculeuses ou des bacilles de Koch morts produit des nécrotubercules, et cela est bien différent des inflammations vives et des suppurations aiguës qui succèdent aux inoculations des cultures entières de bacilles pyocyaniques filtrés ou non filtrés, morts ou vivants, et produisant une immunisation active.

Nous savons actuellement à quoi nous en tenir sur les

inflammations tuberculeuses : elles sont ici, comme dans d'autres infections, indispensables pour la guérison. Laissant de côté les prétentions de Maragliano d'obtenir des vaccinations durables par cette inflammation tuberculeuse, le lecteur de nos observations ne sera pas moins convaincu que ce sont des inflammations qui assurent à elles seules la guérison de la tuberculose.

Il n'y a pas de doute que les inoculations par la voie sanguine donnent de meilleurs résultats que celles par la voie sous-cutanée ; la tuberculose ne constitue pas d'ailleurs le seul cas où ce choix d'introduction devient indispensable pour produire des fixateurs, lesquels font défaut par la voie sous-cutanée.

C'est même là une loi générale, qu'il existe un rapport entre le degré de phagocytose et la production de fixateur (1), et que si parfois, pour récolter des antitoxinès, par suite de l'excessive diffusibilité des toxines, on est obligé de ne pas chercher la bataille intense et d'avoir recours à l'ingénieux procédé de Calmette, imprégner un petit bâton de craie et l'entourer de collodion pour l'insérer à demeure sous la peau d'un lapin (2), pour obtenir le sérum antivenimeux ; quand il s'agit de fixateurs, comme chez le cobaye pour les hématies du sang d'oie, on est obligé de l'injecter dans le péritoine, où le nombre des phagocytes est plus considérable que sous la peau, dans ce dernier endroit la production des fixateurs étant nulle (3).

L'infection tuberculeuse est régie par des lois biologiques connues seulement depuis que l'on a cherché à préciser les rôles des deux grandes catégories de phagocytes ; nous en avons apporté des preuves suffisantes dans notre chapitre sur la phagocytose du bacille de Koch. Si

(1) Metchnikoff, *loc. cit.*, p. 110.
(2) *Id.*, *ibid.*, p. 363.
(3) *Id.*, *ibid.*, p. 111.

dans la résorption de globules sanguins et des cellules animales en général, ce sont surtout les macrophages qui interviennent dans l'immunité contre les microbes, la chimiotaxie positive se manifeste par les microphages (1). Les résultats des expériences de Gengou démontrent assez que l'exsudat des microphages est plus bactéricide que celui des macrophages (2). Ce sont des microphages qui dégagent les substances bactéricides, et ces sécrétions antibactériennes augmentent d'autant plus que les réactions microphagiques phagocytaires sont excitées. Dans le tissu cellulaire sous-cutané, par la résorption du vaccin tuberculeux par les macrophages mêmes, les lymphomacrophages, l'élaboration des fixateurs antituberculeux reste naturellement défectueuse.

Ceux qui ont tenté, comme Klemperer, d'obtenir une immunisation antituberculeuse par du virus adapté à une espèce différente, d'après le principe général établi par Koch et Neufald pour le bacille de Koch, en sont arrivés à cette vérité que l'immunisation par la voie sous-cutanée était moins fixe et moins durable que par la voie intraveineuse (3).

D'autre part, en vertu même des lois d'immunité, l'injection dans le tissu sanguin des substances vaccinantes, réveillant dans le sang des réactions même immédiates, c'est dans ce milieu que les propriétés antitoxiques et antiinfectieuses sont plus abondantes. Cette différence de l'immunité locale en rapport avec la porte d'entrée de substances vaccinantes ne constitue certainement pas une exception pour les espèces dont se sont servis Wassermann et Citron dans leurs expériences (4), et s'appliquent certainement aussi aux substances vaccinantes tuberculeuses.

(1) Metchnikoff, *loc., cit.*, p. 186.
(2) *Ibid.*, 196.
(3) *Presse médicale*, 22 mars 1905.
(4) *Presse médicale*, 1er juill. 1905.

Ceux qui, comme Denys de Louvain, ont systématique-
ment appliqué le traitement spécifique par les toxines dans
les tuberculoses, n'ont pas tardé à remarquer que l'injection intraveineuse de ces toxines chez l'homme, pro-
duisait plus d'anticorps que leur injection sous-cutanée (1).

Dans nos essais d'immunisation chez le lapin, nous
avons été frappé de certains phénomènes qui nous ser-
vent actuellement de critérium pour juger de l'immunité
obtenue. Ce fait est la réaction locale qui suit les injections quand l'animal est en immunisation depuis quelque temps (2).

Une première injection chez l'animal neuf est suivie
de phénomènes dans son état général : amaigrissement
très rapide ; mais au point de l'injection, il ne se produit
aucune réaction.

A la suite des injections secondaires, les phénomènes
qui tiennent de l'état général sont moins intenses, l'amaigrissement n'a pas lieu ; mais on note déjà une réaction
locale, qui se produit dès le lendemain même. Si la dose
est considérable, cette réaction locale tarde à se faire ; et
si elle est plus considérable, l'animal meurt sans aucune
réaction.

Si donc une dose moyenne réveille une réaction locale,
en augmentant cette dose, la réaction tend à retarder,
pour disparaître avec des doses mortelles.

Du fait que cette réaction n'a jamais lieu à la suite
d'une première infection, il est certain qu'elle tient au
changement du milieu sanguin. Ces phénomènes s'observent avec la même constance dans les vaccinations anti-
diphtériques et dans toutes les immunisations.

Il semble donc qu'il y ait un parallélisme dans
les phénomènes d'immunisations antituberculeuses par

(1) Page 150, Denys Louvain, B. F. dans le traitement de la tuber-
lose, 15 septembre 1905.
(2) Metchnikoff, *loc. cit.*, page 369.

la voie sanguine et celles des immunisations en général.

La valeur de ces discussions scientifiques ressort mieux des observations consignées dans cet ouvrage. Nous n'avons cherché le mécanisme de l'action du sérum qu'après en avoir eu de réels résultats chez les malades.

C'est pour cela que l'action agglutinante, bactéricide et préventive du sérum ne nous a pas intéressé.

Les expériences chez les cobayes tuberculeux nous ont donné des preuves suffisantes de l'efficacité du sérum. Après plusieurs essais personnels concluants, nous avons prié M. Jamet, médecin vétérinaire à Couhé, de vouloir bien tenter des expériences et de nous donner son avis. Il a obtenu une survie de 114 jours sur le témoin mort en 93 jours. La guérison chez le cobaye a lieu définitivement avec des tubercules ulcéreux ; mais cette guérison n'est jamais complète dans le cas de ganglion tuberculeux, la néoformation tuberculeuse ne disparaissant pas malgré les injections répétées. Dans ce cas, on obtient une survie ; et si les injections sont assez répétées, un tubercule ratatiné qui n'évolue pas.

Enfin, nous nous sommes surtout attaché à étudier l'action du sérum chez l'homme. Les observations ont été prises avec assez de détails pour entraîner la conviction générale sur l'efficacité du sérum dans les cas de tuberculoses les plus différentes. Nous nous sommes permis de citer les noms des confrères qui, avant nous ou en même temps que nous, ont vu les malades.

Quoique le problème reste toujours épineux, ces succès démontrent que l'avenir nous réserve des surprises. *La guérison de toute tuberculose locale par la sérothérapie*, si prétentieuse qu'elle paraisse aux yeux de plusieurs, est destinée certainement à entrer dans la pratique courante, tant nos observations sont encourageantes.

Et ce progrès thérapeutique déjà considérable par lui-même acquiert une importance plus grande encore, car il touche de près le grand problème de la préservation de la tuberculose par les vaccinations, *la guérison d'une tuberculose locale, par ces inflammations vives et spécifiques, entraînant à sa suite, quoique d'une façon relative et passagère, une immunité antituberculeuse.*

OBSERVATION I

Agé de 21 ans; maigre, petit de constitution, souffre
depuis peu de temps d'un point de côté ; à gauche, la
douleur augmente à l'inspiration.

Antécédents héréditaires. — Mère, rétrécissement mitral
et néoplasie intestinale. Père mort à 65 ans après avoir
présenté des coliques hépatiques néphrétiques et des phlé-
bites ; il toussait et crachait aussi. La nourrice du malade
succombe assez jeune à la phtisie. De ses nombreux
enfants, trois morts de phtisie, un atteint de tumeur
blanche, deux autres toussent et crachent, l'aîné a des
hémoptysies.

Antécédents personnels. — Chorée en bas âge, aucune
autre maladie ; ajourné du service pour faiblesse.

Etat actuel. — Pèse 55 kilos en août 1903 ; appétit
assez bon ; nerveux ; se plaint surtout de douleurs au
côté gauche : au début ces douleurs venaient, dit-il,
par crises, d'une façon atroce, pendant lesquelles il pouvait
à peine respirer ; toux sèche rare.

Auscultation. — A gauche à l'aisselle, et vers l'omoplate
en arrière même côté on entend des râles à deux temps,
sorte de frottements râles ; rien à noter au sommet ni
ailleurs.

Une solution d'iodure de potassium 5 0/0, à raison de
4 cuillerées à café par jour, produit une congestion dès
le lendemain même, le sommet gauche en arrière se
couvre des mêmes râles à deux temps. La fièvre oscille
entre 37° le matin et 38° le soir. On soumet le malade au
phosphotal en lavement ; en même temps quelques
potions au *tartre stibié ; kermès minéral ;* et le malade

déjà au douzième jour est en apparence de guérison ; on ne distingue plus de râles, la fièvre disparaît aussi complètement.

La rechute ne tarde pas, sans cause plausible ; dès le lendemain, ce sont les mêmes phénomènes qui s'installent, cette fois-ci avec plus de ténacité ; les frottements râles s'étendent sur tout le côté gauche, l'état général s'empire, les congestions s'apaisent à peine pour redoubler d'intensité, la base se congestionne, on y entend de nombreux sous-crépitants, et le malade commence à cracher de petits crachats verdâtres. Les signes d'auscultation changent à tout moment, la matité commence en arrière, on entend par moment souffles sur divers points qui apparaissent et disparaissent, un souffle s'installe à la hauteur de l'omoplate, qui persiste ; sur divers endroits ce sont des sous-crépitants ou de véritables frottements de pleurésie avec submatité et bronchophonie ; à aucun moment on n'a pu déceler de l'égophonie. Tous ces phénomènes sont à exacerbation, auxquels s'ajoutent des craquements au sommet, qu'on entend en se rapprochant du malade ; la fièvre s'allume jusqu'à 39° le soir et 38° le matin.

Les choses s'empirent encore, le malade maigrit, les crachats sont purulents et verdâtres ; on y décèle de nombreux bacilles de Koch ; l'inoculation intrapéritonéale aux cobayes et intraoculaire au lapin produit une généralisation rapide par moments on note une légère diarrhée, les congestions deviennent de plus en plus intenses ; en arrière le souffle à la hauteur de l'omoplate prend un tone amphorique, en même temps des douleurs intenses articulaires apparaissent, alternant avec des crises douloureuses de phosphaturie suivies d'émission d'urines jumenteuses où on ne décèle pas de pigments biliaires du tout ; fièvre atteint 40° le soir et dépasse 38° le matin.

Un confrère qui venait souvent pour suivre le cours de

la maladie et qui avait soutenu jusque-là le diagnostic
de pleurésie de nature non tuberculeuse, finit par changer
d'opinion, la phtisie n'étant plus en doute, ayant débuté
ici sous une forme complexe de *splénopneumonie* de
Grancher et de *bronchopneumonie mobile* sans fin.

Un phénomène curieux se produit en ce moment, rare
au cours de la phtisie. Vers le 15 octobre, une congestion
plus forte que les précédentes envahit cette fois-ci les
deux poumons, la fièvre dépasse 40°, les craquements
redoublent d'intensité, on les entend à 4 et 5 mètres du
lit du malade ; mais, chose curieuse, cette forte congestion
est suivie d'une amélioration considérable ; vers la fin
d'octobre cette amélioration s'accentue, la fièvre persiste
encore, mais aux confins de 38° le soir, le matin 37°, il
gagne même du poids, surtout il sent les forces revenir.

Dans des conditions idéales d'hygiène, on ajoute à la
suralimentation, suraération et repos absolu, des fric-
tions d'eau tiède salée sur les membres inférieurs ; des
injections à haute dose de cacodylate de soude entrecou-
pées des injections de glycérophosphate de soude jusqu'à
2 grammes par jour, des lavements de phosphotal alternant avec des injections rectales d'acide borique.

Mais le malade désire avoir l'avis des célébrités de
grandes villes ; il a entendu parler des gavages de phtisiques ; un confrère aurait même annoncé à la famille que
par ce procédé on les guérissait, jusque dans la 2ᵉ période.

Il supporte assez bien le voyage ; mais, arrivé à desti-
nation, la fièvre augmente, arrive à 39°5 le soir, 38° le
matin ; dans l'espace de deux à trois jours les forces
déclinent encore, l'appétit disparaît complètement ; les congestions reparaissent, les crachats augmentent. Le confrère partisan des gavages, consulté le premier, diagnostique *phtisie galopante* avec une grosse caverne à gauche
à la hauteur de l'omoplate, et il assigne 4 à 5 mois encore
de vie. Un confrère célèbre diagnostique nombreuses

lésions cavitaires avec pronostic grave ; un autre confrère non moins célèbre : *bronchopneumonie tuberculeuse avec bloc caséeux, forme subaiguë se rapprochant de la galopante.*

Le malade revient après un séjour d'une semaine. État de plus en plus inquiétant ; de nouveaux phénomènes graves s'ajoutent à cet ensemble déjà si sombre : ce sont des vomissements, des frissons intenses qui, le laissent inanimé pendant des minutes entières avec pouls imperceptible ; la température dépasse 40° avec légère rémission parfois à grandes oscillations ; l'appétit n'existe plus, il devient un véritable squelette ; crises de dyspnée continuelles, l'oxygène en inhalation les amende à peine ; à cela s'ajoutent des douleurs déchirantes dans la poitrine à chaque poussée congestive d'un nouveau point sur le côté droit, un état indescriptible d'angoisse s'empare de lui ; découragé, désespéré, il refuse tout traitement. En ce moment il pèse 42 kilos.

C'est dans cet état que, vers la fin de décembre 1903, une injection de sérum est pratiquée vers 2 heures après-midi ; fièvre monte, arrive à 41° 3 à l'aisselle, dure peu de temps, il délire ; une sueur profuse s'installe et la température baisse vers 7 heures du soir, mais la nuit passe dans l'agitation.

Le lendemain on est en émoi, on attend la fièvre monter. A notre grand étonnement elle reste sur 39°. Les jours suivants elle persiste aux confins de 39, mais elle commence à remonter 15 jours après l'injection, vers 39° 2 d'abord, 39° 3 et 39° 5 ensuite.

En ce moment une nouvelle injection est pratiquée, qui produit une réaction analogue à la première, suivie encore d'une amélioration.

Vers la fin janvier 1904, la température ne dépasse pas 38° 5 le soir, les matinées 37° 2 et 37° 5.

En février les matinées sur 37°, le soir 38° ; le malade gagne de poids très légèrement.

Mais les signes stéthoscopiques n'en restent pas moins inquiétants ; notre confrère Dr Archaronni, installé actuellement au Caire, diagnostique plusieurs cavernes dont une grosse, et les bases des deux poumons farcies de tubercules.

En juin 1904 les matinées sont tout à fait apyrétiques ; le soir la température ne dépasse pas 37° 2 à 37° 3 ; les bacilles disparaissent des crachats, les signes stéthoscopiques deviennent moins sombres, les craquements au sommet à gauche persistent encore ; mais ils sont plus fins, plus secs et moins nombreux ; le pouls de 150 baisse à 120 ; l'appétit revient excellent.

On continue les injections : une toutes les deux semaines. En août il est tout à fait apyrétique ; les crachats muqueux depuis plusieurs mois diminuent ; surtout il ne tousse presque plus.

En juin 1905. — Le malade pèse 62 kilos ; il ne tousse pas, rares crachats muqueux le matin, excellent appétit, les exercices modérés n'occasionnent pas de fièvre. Signes d'emphysème au poumon gauche, pas de râles ; pouls 80 à 85.

OBSERVATION II

B. à Bressuire (Deux-Sèvres). Agé de 34 ans, père mort d'une insolation ; mère morte à 32 ans, on ne sait de quoi ; le grand-père maternel, d'une congestion pulmonaire précédée d'une pleurésie ; une sœur plus jeune du malade, morte à 18 ans, d'une gangrène pulmonaire survenant peu de temps après la guérison d'un eczéma généralisé.

Antécédents personnels. — Convulsions violentes à l'âge de 5 ans, influenza à 18 ans. Séjour consécutif de 14 ans en Indo-Chine, dysenterie à 25 ans, fièvres paludéennes très fortes à 29 ans. Le début de la maladie actuelle remonte, prétend-il, à près de deux ans. Dans le cours de l'année 1903, il s'est senti une faiblesse générale sans pour cela tousser, il expectorait seulement, mais pas abondamment. En avril 1904, pendant la traversée entre Port-Saïd et Marseille, il a eu un gros rhume. Entré à l'hôpital du Val-de-Grâce pour le traitement d'une dacryocystite double, le médecin en chef diagnostique une induration tuberculeuse du sommet gauche ; cela remonte à juillet 1904. En novembre même année, il consulta le Dr Senoble, de Champdeniers, qui constata même lésion aux deux sommets.

Etat actuel. — En décembre 1904. Pèse 82 kilos ; poitrine large ; épaules un peu rentrées. Excellent appétit, dort bien, transpire rarement, tousse très peu, les crachats sont muco-purulents, on y décèle nombreux bacilles de Koch, la voix est rauque, elle est ainsi depuis 2 ans.

Auscultation. — Rudesse respiratoire à G. en arrière, et à D. en avant, quelques râles muqueux au sommet gauche,

ils sont fugaces ; il dit entendre parfois des craquements.
1er décembre 1904 : injection de 1 c. c ; le soir le point de
l'injection est rouge, enflé, il y sent une douleur. Auscultation : craquements à gauche, en avant, fins, secs.
Sur une étendue restreinte du sommet, la fièvre dépasse
37°3 ; la nuit il dort mal ; le matin il transpire beaucoup.

8 décembre 1904 : injection 2 3/4 centimètres cubes ;
4 heures après mêmes phénomènes, la température s'élève
très peu, la respiration puérile aux deux sommets.

11 décembre 1904 : injection 5 centimètres ; temp. monte
à 38°2 ; il se sent mal de tête, le point de l'injection est le
siège d'une forte enflure, la respiration aux sommets est
bruyante, il transpire beaucoup.

16 décembre : injection 3 centimètres, même réaction,
moins intense.

17 décembre. Les crachats à l'examen microscopique
démontrent un phénomène curieux. On trouve 14 bacilles
agglomérés agglutinés, la moitié se colorant bien par
le Ziehl, l'autre moitié des corps bacillaires en rose
pâle ; aucun autre bacille à l'état isolé ; les jours suivants
ils disparaissent tout à fait des crachats, et à l'auscultation on ne trouve plus de signes stéthoscopiques.

Toutefois la voix est toujours rauque, et devant la
crainte qu'un œdème de la glotte ne survienne sous l'influence des injections, nous n'osons pas faire des injections
du sérum plus près du larynx. Il consulte le Dr Faivre,
professeur de clinique médicale à l'Hôtel-Dieu de Poitiers,
qui note les lésions laryngées en détail, en date du 22 décembre. Les voici relevées de sa lettre du 22 décembre :

1° « Des petites érosions en voie cicatricielle par place,
rongeantes par autre du rebord épiglottique.

2° Infiltration des aryténoïdes.

3° Les congestions des rubans vocaux, recouverts par
les bandes. »

Le malade insiste pour que les injections soient pratiquées au devant du larynx même.

Une injection est pratiquée de 2 à 3 centimètres cubes, tous les 5 à 6 jours, suivie d'une enflure qui envahit tout le cou jusqu'au-dessus des épaules ; elle dure 2 ou 3 jours ; la voix se couvre davantage pendant ce temps pour s'éclaircir ensuite.

Au 19 janvier, le malade retourne chez le Dr Faivre, qui très obligeamment nous précise encore l'état du larynx. Voici cette lettre :

« A l'ulcération épiglottique a fait place un état scléreux cicatriciel, qui montre maintenant un rebord ourlé, c'est-à-dire détruit, mais paraissant fixé dans son processus chronique.

« En revanche, la glotte a pris l'aspect pachydermique, on ne distingue plus ni cordes ni bandes, mais un orifice sans point de repère.

« A noter enfin dans la fosse glosso-épiglottique gauche une petite néoformation probablement spécifique que je n'avais pas remarquée la dernière fois.

« En conséquence, je serais d'avis qu'un pansement intralaryngé local favoriserait le résultat de votre thérapeutique séropulmonaire. »

On continue de nouveau les injections ; 7 centimètres cubes produisent à peine une réaction ; le malade en ce moment va consulter le Dr Senoble, qui nous fait parvenir la lettre que voici :

« *Champdeniers, 29 janvier 1905.*

« Mon honoré confrère,

« Dès aujourd'hui je puis vous attester que chez M. B. votre sérum m'a semblé avoir déjà eu des résultats fort remarquables. Quand je l'ai revu, les phénomènes stéthoscopiques des sommets étaient disparus, la voix

moins éraillée. L'état général et l'entrain du malade
plus satisfaisants.

« Recevez, mon honoré confrère, mes meilleures
civilités.

« Dʳ Senoble. »

Enfin, le Dʳ Faivre revoit le malade et nous écrit ce
qui suit.

« *Poitiers, 7 février 1905.*

« Mon cher confrère,

« Amélioration évidente dans l'état local du larynx de
M. B.

« Cordes découvertes, surtout à D. Epiglotte fixée en
restitutio ad integrum.

« Bien cordialement

« Dʳ Faivre. »

Juillet 1905. Marié depuis, l'état du malade reste
toujours très satisfaisant.

OBSERVATION III

G. à P. B., de Payré, âgé de 29 ans, type vénitien, maigre, de grande taille, cheveux roux, doigts hippocratiques.

Antécédents héréditaires. — Père maigre, mère obèse, deux sœurs assez bien portantes.

Antécédents personnels. — Le 2ᵉ de 3 enfants, n'a jamais été malade, mais tousse et crache depuis l'âge de 20 ans. Exempté du service militaire pour faiblesse.

A eu, en mars 1904, une fracture compliquée de la jambe droite ; soins classiques donnés par le Dʳ Boutineau, cal reste fibreux. Il entre à l'hôpital de Poitiers, dans le service du docteur Malapert.

Quelque temps après, il en sort amélioré ; mais des esquilles se détachent de temps à autres d'une plaie à bords atones, laissant à nu une surface nécrosée du tibia, large de 2 centimètres, longue de 6 centimètres. Cet état dure jusqu'au 29 août, date à laquelle nous voyons le malade pour un état fébrile.

Le malade tousse, crache et transpire davantage, depuis quelques jours seulement. A l'auscultation on entend des craquements humides à droite en avant, et en arrière au sommet ; plus bas des sous-crépitants et du souffle, matité dans cette même région, la température oscille entre 38° et 39°.

Sous l'influence du repos absolu, cet état s'améliore ; le 4 septembre, les signes stéthoscopiques changent, on trouve une faiblesse respiratoire très marquée à droite ; à ce point, il y a une ébauche de respiration saccadée, les battements du cœur s'y entendent très bien, pouls

120 ; température, 37° à midi ; il tousse et expectore toujours ; ses crachats contiennent de nombreux bacilles de Koch. Injection : sérum 1/2 centimètre cube à la cuisse, réaction locale rapide, la température monte à 38° vers le soir ; la nuit il transpire davantage. Le 5 septembre, à l'auscultation, la faiblesse respiratoire est remplacée par une respiration bruyante.

15 septembre. Etat très amélioré, le malade tousse moins, crache moins, transpire moins, l'appétit est meilleur.

A droite au sommet, l'endolorissement disparaît : à l'auscultation, il y a une expiration prolongée. Une autre injection est faite de 1/2 de centimètre cube à la cuisse, et 1/4 de centimètre cube tout près du séquestre.

Vu le 14 octobre. Dit avoir eu de la fièvre pendant 2 jours, à la suite de la dernière injection, de l'enflure sur la cuisse ; l'injection tout près du séquestre n'a produit aucune réaction (la nécrose osseuse n'est d'ailleurs pas de nature tuberculeuse) ; actuellement il se porte très bien, il ne tousse pas et ne crache plus.

En février 1905, état général excellent ; il ne s'est pas enrhumé depuis, il a gagné du poids, les esquilles se sont détachées du tibia, la surface jadis nécrosée est couverte d'une cicatrice déjà ferme et blanche.

OBSERVATION IV

T. à G. C. de Brux, âgée de 27 ans.

Antécédents héréditaires. — Père brightique, mère s'enrhumant assez souvent, un frère mort, on ne sait de quoi ; sœur aînée assez bien portante, atteinte de conjonctivite chronique.

Antécédents personnels. — Réglée à 14 ans, et depuis régulièrement ; mariée à 20 ans, a eu deux fillettes, qui sont pâles et s'enrhument fréquemment. Vers la fin d'avril 1904, un soir, elle ressent des frissons, elle est alitée pendant 3 ou 4 jours, pendant lesquels elle perd l'appétit et s'affaiblit. Un mois après, elle a des douleurs au côté gauche de la poitrine ; depuis lors elle est soignée pour pleurésie dite tuberculeuse par le Dr Cousin. Au commencement d'octobre, le Dr Granier, de Blanzay, est appelé en consultation et porte le même diagnostic.

Nous voyons la malade le 13 octobre 1904, vers 9 heures du soir. Son point de côté gauche a persisté, elle ressent, du même côté, une lourdeur continuelle. Sa toux est sèche, ses crachats sont muqueux et se détachent difficilement. Elle transpire toutes les nuits. Son appétit est nul ; elle a le dégoût de la viande, sa digestion se fait assez bien, elle a une selle quotidienne, quelquefois diarrhéique.

La température le 13 octobre à 9 heures 1/2   37° 5
    —   —   à 5   —   38°

Pouls à 120, assez faible ; côté gauche matité à la percussion ; à l'auscultation diminution considérable du murmure vésiculaire ; vers l'omoplate du même côté souffle constaté le 13 au soir, absent le 14; du même côté, en avant et au sommet, respiration bruyante. Rien à noter, à droite, en avant comme en arrière.

Le 14, injection de 1 c. c. à la paroi latérale gauche ; le soir, la température ne dépasse pas 37° 5.

Le 15 octobre, 37° le matin, 38° 3 le soir vers 5 heures ; la réaction générale se produit 24 heures après.

Le 25 octobre, la matité disparaît complètement ; le murmure vésiculaire, comparé à celui du côté droit, n'est pas plus faible, l'appétit est meilleur, la température le soir arrive à 37° 7. Après avoir baissé régulièrement de 38° 3 à 37° 5, la température commence à augmenter depuis 3 jours ; à ce moment, une nouvelle injection est pratiquée ; elle est suivie d'une réaction plus accentuée, le T° marque le soir 38° 2, baisse dès le 3ᵉ jour et marque 37°. Vers le 27, une légère alerte, la température monte à 37° 3 ; le lendemain une injection est pratiquée à dose faible ; pas de réaction.

Le 8 novembre, injection plus forte ; la température monte à 38° pour baisser dès le 3ᵉ jour à 37° ; dans la suite elle reste au-dessous de 37°.

Le 20 décembre, nouvelle injection. La malade fait quelques imprudences, une bronchite se déclare ; on entend des râles sibilants ; fièvre légère.

Le 30 décembre, nouvelle injection.

Le 11 janvier, nouvelle injection, laquelle ne produit plus de réaction.

La malade a gagné 6 kilos dans l'espace de 2 mois.

En mars, le Dʳ Cousin revoit la malade ; à l'auscultation ne trouve rien d'anormal, la déclare guérie, et la félicite de s'être si bien remise.

En avril elle revient, se plaignant de faiblesse ; il y a en effet de l'éréthisme cardiaque : une nouvelle injection est pratiquée ; la réaction est faible.

En juillet 1905, cet état de guérison apparente persiste ; plus de toux, ni d'expectoration.

OBSERVATION V

D. à E. de Romagne. Agé de 28 ans. Père et mère vivants et bien portants ; fils unique.

Antécédents personnels. — Aucune maladie étant jeune ; service militaire pendant 3 ans ; marié à 25 ans, a eu deux enfants qui sont maigres tous les deux.

En juin 1904, a eu un alourdissement de poitrine et a toussé. Il a beaucoup maigri dans la suite. Soigné par notre excellent confrère le D Crochard, de Sommières, qui constatait le 15 août une pleurésie sèche.

Nous voyons le malade le 6 septembre : il a une toux sèche, surtout en se levant ; ses crachats sont muqueux, dit-il ; dans ceux qui nous sont apportés pour l'examen microscopique, on constate quelques filets de sang ; on y trouve des bacilles de Koch. Le malade transpire toutes les nuits ; son appétit, sans être excellent, est assez bon, il digère assez bien, il n'a pas de diarrhée ; sur sa langue, on constate de larges ulcérations atones ; sa gorge et son palais sont pâles et décolorés.

Auscultation. — A droite et au sommet, en avant, respiration prolongée ; en arrière, rien d'anormal.

A gauche, rien à noter au sommet. A la percussion de la paroi latérale, matité ; à l'auscultation, faiblesse respiratoire.

Le malade pèse 51 kilos.

La température oscille entre 37° 5 et 38 le soir ; les matinées apyrétiques.

Tel est l'état du malade, le 6 septembre 1904.

6 septembre. Des injections de sérum sont pratiquées à des intervalles très éloignés, du 7 septembre au 24 no-

vembre ; elles sont faites à la paroi latérale gauche.
Chaque injection est suivie d'une réaction locale et générale.

Le 24 novembre, le malade ne tousse plus, n'expectore
plus : aucun phénomène stéthoscopique ; l'appétit est
excellent, plus de transpiration. Le sujet pèse 61 kilos.

OBSERVATION VI

P. E. à Saint-Maixent (Deux-Sèvres). Agé de 23 ans.

Antécédents héréditaires. — Père et mère seraient bien portants, ainsi que deux sœurs et un frère, tous vivants.

Antécédents personnels. — Le 2e des 4 enfants ; n'a jamais été malade en bas âge, ni dans l'adolescence ; ajourné deux fois du service militaire, et versé dans le service auxiliaire en 1905.

Le 18 novembre 1904, une pleurésie côté gauche, liquide 2 litres et 1/4 en 2 ponctions à 3 jours d'intervalle, pratiquées par le Dr Moreau, de Saint-Maixent. Durée de la maladie, 57 jours au lit avec grande fièvre aux confins de 39° 2 à 39° 4 pendant les 3 premières semaines.

Le 15 avril 1905, 5 mois après sa pleurésie, il s'adresse à nos soins. Pèse 61 kilos ; bon appétit, la viande ne le dégoûte pas ; a augmenté de poids depuis sa pleurésie : digère assez bien, renvois parfois ; 2 selles quotidiennes mais pas en diarrhée ; quelquefois légèrement constipé.

Tousse très peu, toux sèche ; couche indifféremment des deux côtés, mais c'est surtout sur le dos qu'il se repose ; urines 1 litre 1/4 maximum, avec dépôt très souvent. Il y a dix jours, il a eu petite hémoptysie ; dans les crachats du matin quelques filets de sang ; de temps en temps il se sent faible, transpire les nuits ; température au repos le soir 37° 3 à 37° 4, les matins 37°. — *Percussion.* Matité à gauche en arrière jusqu'à la base ; même matité, paroi latérale gauche. — *Auscultation.* Craquements fins, secs, surtout à l'inspiration en avant à gauche, sur petite étendue ; le sommet en arrière même côté frottements râles, surtout à l'inspiration ; douleur surtout à l'inspiration dans cette même région. Les côtes à gauche ne se soulèvent pas, le murmure vésiculaire y est très diminué.

Pouls 90 à 100 ; bruits cardiaques normaux.

Le 15 avril, injection 1/2 cent. cube ; le soir la température monte à 38°1, au lieu de 37°3 la veille ; il transpire ; l'injection est faite sur la poitrine même ; une forte enflure se produit sur toute la paroi latérale gauche.

Le 16 avril. La nuit il a transpiré davantage ; se sent faible, mais il lui semble qu'il respire mieux.

Le 20 avril, une autre injection de 1/2 cent. cube : mêmes phénomènes, moins intenses.

Le 21 avril. *Auscultation.* Les craquements en avant et les frottements râles en arrière ont disparu ; le sommet n'est plus endolori et les côtes à gauche se soulèvent à la même amplitude qu'à droite ; le murmure vésiculaire s'y entend égal à droite. La matité disparaît totalement ; le malade ne crache plus.

Le 24 avril. Une autre injection est pratiquée. Le malade était pressé pour partir chez lui. Cette injection est suivie des mêmes phénomènes. Pesé en ce moment, il a gagné 3/4 kilo.

Nous donnons son observation pour soumettre à son médecin traitant, le Dr Moreau, en le priant de nous communiquer s'il trouve un changement dans l'état du malade. Voici sa déclaration que le jeune malade nous transmet dans une lettre en date du 21 mai 1905 :

« J'ai vu le Dr Moreau, huit jours après mon retour, le mauvais temps ne m'ayant pas permis de le voir plus tôt. Il m'a déclaré ne pas trouver le moindre changement en moi. D'après lui, la situation serait absolument identique à celle d'avant le traitement. Je dois d'ailleurs ajouter qu'il ne m'a pas approuvé et m'a déclaré que je n'avais sans doute servi que de sujet d'expérience entre vos mains ; en un mot, il ne donne aucune confiance à votre méthode, dont il ne m'a pas dit de mal cependant (*sic*), ne la connaissant pas.

« Personnellement je dois vous informer que j'ai bien
meilleur appétit, ce qui m'a fait prendre 2 kilogrammes
depuis mon retour, soit en 17 jours.

« Les sueurs nocturnes ont disparu et je n'ai pas constaté de fièvre.

« Recevez l'assurance de ma profonde reconnaissance
et de mon regret de ne pouvoir vous renseigner avec plus
de précision.

« E. F. »

Nota. — Si vraiment notre confrère n'a trouvé aucun
changement dans l'état du malade, il lui restera à expliquer pourquoi il a attendu 5 mois consécutifs pour voir
disparaître en lui la fièvre, très légère en effet, les sueurs
nocturnes, les petits filets rouges et voir augmenter l'appétit pour gagner 2 kilos en 17 jours.

Il pourrait, en effet, nous répliquer que nous devrions
le remercier de ne pas avoir trouvé son état plus aggravé,
plus phtisique ; c'est pourquoi nous ne saurions nous pas-
ser de lui adresser nos chaleureux remerciements pour
cette excellente confraternité.

OBSERVATION VII

X... âgée de 20 ans.

Antécédents héréditaires. — Père tousse et crache,
maigre. Mère excellente santé. Une sœur plus âgée morte
phtisique à 23 ans ; un frère, santé médiocre.

Antécédents personnels. — La plus jeune des 3 enfants,
elle a eu la rougeole à l'âge de 3 ans, assez intense ;
réglée à 12 ans, depuis régulièrement, a eu une bronchite
en novembre 1902 ; jusque-là, prétend-elle, elle n'avait
jamais ni toussé, ni craché. Cette bronchite n'a jamais
été bien guérie. En 1903, son médecin lui conseilla des
douches ; peu de temps après, un autre médecin lui or-
donna repos, suralimentation et suraération et pointes
de feu. En mars 1904, nous avons constaté tout le côté
droit en état de congestion ; des râles sous-crépitants, des
craquements, des souffles légers, tout cela disséminé du
sommet jusqu'à la base, aussi bien en avant qu'en arrière.
En été de la même année, ces signes se transforment en
râles avec beaucoup de crépitants fins. En ce moment
elle tousse, mais surtout elle crache beaucoup, des crachats
jaunes purulents.

Le 2 janvier 1905, la malade se trouve incommodée :
depuis 2 ou 3 semaines, dit-elle, des craquements qu'elle
entend à chaque respiration ; ces craquements s'entendent
en effet au loin, ils sont disséminés et occupent tout le côté
droit, elle crache toujours beaucoup, et cela l'effraie. Bon
appétit, elle maigrit, elle pèse 81 livres ; la fièvre est à
38° le soir, et elle transpire tous les matins.

Le 2 janvier 1905, injection de 1/2 centimètre cube ; le
soir, elle n'entend pas ces forts craquements, elle en est

étonnée, et se demande si c'est bien l'effet du sérum. La température monte à 38° 5 au lieu de 38° ; le lendemain matin, elle transpire et crache davantage. Le lendemain la fièvre monte à 38°. A l'auscultation les signes stéthoscopiques sont les mêmes, mais moins intenses ; les choses s'améliorent, la température descend à 37° le soir vers le 5 janvier.

Le 8 janvier, depuis 2 jours, la température monte encore à 38° le soir : injection de 1/2 centimètre cube : même réaction ; la fièvre monte à 38° 5 pour baisser les jours suivants à 37°.

Le 2 février, pas de craquements sauf au sommet, sur une étendue de 2 centimètres en arrière, des crépitants secs. Appétit bien meilleur ; elle se sent beaucoup plus forte, elle tousse encore, mais bien moins, et crache moins aussi.

Le 5 février, injection 2 centimètres cubes. Cette injection par mégarde est faite intraveineuse sur la paroi thoracique ; la malade presque instantanément est prise d'une rougeur à la face qui dure à peine une minute ; elle est suivie d'une pâleur intense, et ensuite elle a des nausées et elle vomit. La fièvre monte très peu, la réaction est toute différente.

Le 9 février, injection 3/4 centimètre cube sous-cutanée ; la température monte à 37° 7 au lieu de 37° la veille et jours précédents. En ce moment, la malade est très améliorée ; on ne constate plus chez elle à l'auscultation qu'une rudesse à l'inspiration en avant ; elle pèse 90 livres, elle ne tousse plus, ne crache que le matin et les crachats sont muqueux.

Le 14 février, la malade consulte le Dr Faivre, de Poitiers ; il ne constate qu'une rudesse respiratoire à droite et faiblesse des cordes vocales.

Le 16 février, une injection de 3/4 de centimètre cube : une heure après, une quinte de toux ; la température monte à 37° 7 le soir.

Le 18 février, respiration soufflante en avant, pas de

craquements. Les injections du sérum ont produit une réaction.

Fin février, la malade pèse 96 livres, et, se croyant guérie, cesse le traitement.

Rechute en avril, vers le 15.

Etat pitoyable, adynamie au point qu'elle ne peut se tenir debout et demande à se coucher. Température 39°8 ; frissons ; elle a perdu déjà 10 livres, ne pèse plus que 86 livres au lieu de 96, il y a un mois et demi. Pas d'appétit, les crachats sont devenus purulents, elle transpire le matin.

Auscultation. — Le côté droit paraît encore en état de congestion avec souffle, craquements, sous-crépitants, en avant et en arrière ; pouls 130 à 140.

On reprend les injections, en commençant par 1/10 de centimètre cube.

Le 15 avril, le soir, la température reste à 39° 8 ; la réaction ne se fait même pas ; les jours suivants, elle baisse à 38° 3 le soir.

Le 22 avril, la fièvre commence à monter à 39° 2, et une hémoptysie survient. La malade en est effrayée. Une injection est pratiquée de 2/10 de centimètre cube. L'hémoptysie s'arrête ; le lendemain, ses crachats sont teintés de sang noir ; la température descend encore régulièrement aux confins de 38°.

Le 30 avril et le 7 mai, nouvelles injections.

Fin mai. La malade se trouve encore mieux, elle pèse encore 96 livres ; pas de fièvre. A l'auscultation, rudesse inspiratoire à droite, mais pas de râles. Elle refuse de se soigner davantage, se considérant guérie.

En juillet. Elle a perdu encore 1 livre ; les choses sont en train de rechuter ; mais la famille s'imagine qu'elle est radicalement guérie ?

OBSERVATION VIII

O. à Chaunay. — Agé de 7 ans.

Antécédents héréditaires. — Père maigre, mais pas malade ; mère assez bien portante elle aussi. Une tante maternelle morte phtisique, une autre tante a des hémoptysies : voir observation XXIII.

Tousse très souvent, s'enrhume facilement ; il commence à maigrir en juillet 1904 ; pas d'appétit, il n'aime pas la viande, transpire le matin, légère fièvre, 37° 1 à 37° 2 les soirs.

Auscultation. — Des plaques 4, 5 centimètres carrés des sous-crépitants, crachats muco-purulents, bacilles de Koch dans les crachats.

Injection du sérum par 1/2 c. cub.

—	—	5 sept.	Suivies de réactions lo-
—	—	15 »	
—	—	24 »	cale et gé-
—	—	5 octob.	nérale.
—	—	14 »	

21 novembre 1904. L'enfant n'engraisse pas encore, mais ne tousse presque plus ; surtout il ne crache pas du tout ; à l'auscultation on ne décèle aucun râle.

OBSERVATION IX

T. à T. de Brux (Vienne). — Agé de 23 ans.

Antécédents héréditaires. — Père bien portant ; mère morte à 48 ans phtisique. Se présente le 26 mai 1905 ; mince, maigre, de grande taille, poitrine étriquée, épaules en ailes, courbé, doigts hippocratiques ; a été ajourné deux fois pour bronchite côté gauche.

Il tousse, crache ; dans les crachats purulents nombreux bacilles de Koch ; pas d'appétit, la viande le dégoûte ; une selle quotidienne, il transpire les nuits ; a perdu du 15 avril au 25 mai, 5 kilos.

Auscultation. — Craquements humides nombreux, en arrière à gauche, dans la région sous-épineuse ; submatité au sommet en avant même côté, à droite rien à noter. Du 26 mai jusqu'au 8 juin, pendant 12 jours, repos absolu au lit ; traitement avec phosphotal ; la température oscille entre 35° 2 et 37° 5 ; il se trouve déjà mieux, mais les signes à l'auscultation ne changent pas, il crache toujours beaucoup, transpire les nuits et l'appétit ne revient pas ; pouls 120.

Le 8 juin le matin, on lui fait une injection de 3/10 centimètre cube ; le soir la température monte à 37° 9 ; il transpire davantage.

Le 9 juin. *Auscultation.* — Pas de craquements du tout, la respiration au sommet gauche est bruyante le 14 juin appétit meilleur, transpire moins.

Le 24 juin, injection 1/2 centimètre cube ; la fièvre monte à 38°1 ; il transpire ensuite ; cette réaction est suivie d'une grande amélioration, les crachats sont muqueux ; il tousse bien moins, l'appétit bien meilleur.

Le 14 juillet, le malade a gagné 2 kilos ; il se sent fort, ne tousse plus ; le matin il crache très peu, il ne transpire plus, la température ne dépasse pas 37° 1 à 37° 2. A l'auscultation on n'entend aucun râle.

Le 24 juillet une autre injection est pratiquée, qui produit une petite réaction ; température monte à 37° 4 et baisse 3 jours après à 37°.

1er août : état très satisfaisant, pas de fièvre, pas de signes stéthoscopiques, ne tousse presque plus et les crachats très rares ne contiennent plus de bacilles ; pèse 125 livres.

Le 26 mai, il pesait 117 livres.

OBSERVATION X

Hôtel-Dieu de Poitiers. — Service du pavillon (Hommes).

Lit n° 4. — X., entré à l'Hôtel-Dieu le 8 février 1905.. C'est un journalier âgé de 38 ans, qui ne présente rien de particulier comme antécédents héréditaires et personnels. Il avait avant son entrée une santé habituelle plutôt bonne. Travail ordinaire assez fatigant (port de sacs de farine). Pas d'éthylisme ; ne fume pas.

A son entrée, le malade pèse 59 kilos 800. Vers le milieu de janvier il remarqua une faiblesse générale avec apparition d'une toux opiniâtre qui l'incommodait surtout la nuit. Il n'a jamais eu d'hémoptysies ni de points douloureux, n'a jamais eu de sueurs nocturnes.

Le 7 mars. Le malade, qui avait maigri à son entrée, a engraissé depuis. Pendant les 3 premières semaines de l'hôpital, il a eu des sueurs nocturnes qui ont complètement disparu depuis. Mange bien et digère de même. La température oscille entre 37°4 et 39°2 le soir.

La percussion est à peu près normale en avant ; en arrière, submatité des sommets.

Les vibrations sont normales.

L'auscultation nous donne, *en avant* : craquements secs à l'inspiration surtout, tant à droite qu'à gauche. *En arrière*, bulles humides fin de l'inspiration à gauche, respiration soufflante à droite.

Poids 54 kilos 200, a perdu 5 kilos depuis son entrée, il y a un mois.

Nous lui faisons le 7 mars une injection de sérum de 1/2 centimètre cube. Le soir, la température ne dépassait pas

39°, comme d'habitude. Le malade, le lendemain et jours suivants, n'a remarqué aucun énervement ; l'expectoration n'a pas été modifiée ni accrue, pas de transpiration, du côté de l'appareil digestif rien d'anormal ne s'est produit. En somme, la réaction a été nulle. Cependant le malade reconnaît le 9 mars qu'il éprouve une amélioration très sensible dans son état général.

La réaction ayant été presque nulle, nous lui administrons une autre injection, le 12 mars, de 1 centimètre cube.

Le soir même, la température est inférieure de 0°3 à celle des jours précédents ; plaque un peu rouge, large comme la paume de la main, très peu douloureuse au point de l'injection. Le lendemain soir, c'est-à-dire 36 heures après l'injection, la température monte à 39°9, c'est-à-dire est supérieure à la température des autres soirs de 1 degré. Pas d'autres phénomènes de réaction.

15 mars, les signes de l'auscultation mentionnés le 7 mars ne sont pas modifiés.

Le 18 mars, une autre injection de 1 centimètre cube. Le soir même, ainsi que les jours suivants, la réaction est à peu près nulle.

23 mars, le malade accuse une amélioration sensible. Les signes d'auscultation sont moins accusés. L'appétit est bon.

Le 26 mars, X. refuse une quatrième injection, malgré notre insistance, se jugeant bien mieux.

Le 3 avril, il sort de l'Hôtel-Dieu, se trouvant soulagé. Nous ne savons ce qu'il est devenu.

OBSERVATION XI

J... à Payré, 67 ans.

Antécédents héréditaires. — Sa mère est morte âgée ; le père à 85 ans ; une sœur est morte phtisique, deux autres en bas-âge de diphtérie.

Antécédents personnels. — Marié, a eu sept enfants. Sa femme est morte de phtisie ; deux enfants sont morts de méningite, un à 15 mois, l'autre à onze ans ; une fille aînée tousse et crache souvent depuis un an ; une fille, la seconde, a des rhumatismes tuberculeux ; tous les autres enfants sont d'une santé médiocre.

Etat actuel. — Le malade tousse et crache depuis plus d'un an. En septembre 1904, au moment où nous le voyons, il fait une poussée, une congestion au sommet droit. T = 39°, P = 120. Craquements gros humides, presque bullaires à droite, avec respiration soufflante et matité ; en arrière, craquements très fins, mais humides.

On ordonne : digitale et une potion stibiée. Le lendemain les crachats sont rouillés, comme ceux d'un pneumonique ; mêmes signes à l'auscultation. Examen bactériologique des crachats : bacilles de Kock sous une forme très ténue.

5 septembre, le soir T = 38°. On pratique une injection de sérum, de 1 centimètre cube, à la cuisse.

7 septembre au matin. Le malade a eu une enflure au point de l'injection, il a ressenti une fièvre plus forte. A l'auscultation on ne perçoit aucun râle au sommet ; pas de fièvre actuellement.

14 septembre, le mieux persiste ; pas de signes à l'auscultation. Une injection de 1 centimètre cube de sérum est

pratiquée en haut de la poitrine, par mon remplaçant, M. Guilbeau, étudiant à Bordeaux.

15 septembre, légère enflure ; le malade a eu de la fièvre. Il disait à M. Guilbeau « que son mal revenait les soirs de l'injection ». Aujourd'hui, il se sent mieux.

30 septembre : on injecte 2 centimètres cubes de sérum ; mêmes phénomènes de réaction que précédemment.

15 octobre : nouvelle injection de 2 centimètres cubes ; mêmes phénomènes moins intenses.

En ce moment il est si bien et se sent si fort, qu'il se considère comme guéri et délaisse le traitement.

16 février 1905. Depuis une semaine, poussée congestive au sommet, moins intense que la précédente ; à droite on perçoit, avec de la matité, des râles sous-crépitants gros et humides. Traitement par la quinine, le phosphotal, etc. Pas d'amélioration.

20 février 1905. On pratique une injection de sérum de 1 centimètre cube. Elle est suivie d'une réaction ; le malade transpire la nuit et crache davantage le lendemain matin.

22 février. A l'auscultation, pas de signes stéthoscopiques ; respiration soufflante à droite.

22 juillet 1905. Le malade se porte bien et a toujours travaillé. Il y a toujours de la submatité à droite. La toux est nulle.

OBSERVATION XII

C... à Epanvilliers. — Agé de 20 ans.

Antécédents héréditaires. — Fils unique ; père et mère bien portants.

Conduit dans notre cabinet le 18 novembre 1904, grande taille, maigre, un peu courbé, il est pâle. A eu une pleurésie à Compiègne il y a 3 mois ; son médecin l'a expédié à la campagne pour faire la cure d'air.

Bon appétit, digère bien, selle quotidienne, légère fièvre 37°1 à 37°5 le soir, tousse d'une toux sèche, crache très peu muco-purulent, les crachats contiennent des bacilles de Koch intacts ; pas un n'est crénelé.

Auscultation. — Craquements au sommet à gauche, au premier temps ; matité dans la même région, plus bas râles, frottements et nombreux sous-crépitants jusqu'au mamelon ; en arrière, râles, frottements du sommet jusqu'à la base.

19 novembre, injection 1 3/4 centimètre cube, à gauche sur la poitrine ; le soir, la température ne dépasse pas 37° ; il a bien dormi la nuit, n'a pas toussé ni craché davantage et il n'y a pas eu de réaction au point de l'injection.

24 novembre. *Auscultation.* — Mêmes signes et frottements, bruits de cuir neuf un peu partout, à gauche, que le malade sent lui-même quand il applique la main sur sa poitrine. On lui fait une injection de 4 centimètres cubes au sommet même ; elle est suivie d'une petite réaction ; il a eu 37°3 de fièvre, au lieu de 36°8 les jours précédents, mais n'a pas toussé davantage.

Examen des crachats le 25 novembre, et particularité saillante, les bacilles se colorent assez mal, ils sont rose pâle au lieu de rouge intense, sont crénelés, et, de plus, la plupart sont fragmentés.

Le 28 novembre, injection de 5 centimètres cubes encore à la poitrine. Le lendemain, le malade écrit qu'il a eu une réaction locale. La température monte à 38°, et il a toussé davantage la nuit suivante.

Le 3 décembre. Le malade est gai, enjoué ; il s'occupe à jouer du violon chez les voisins ; il ne suit pas nos prescriptions, et comme il ne s'occupe pas de nous renseigner sur la marche de la fièvre, nous le délaissons.

Le 15 avril 1905. Réformé n° 2 au conseil de revision ; il est effrayé et vient nous trouver. Vu sa négligence, nous exigeons le repos absolu, pour reprendre les injections. Il se conforme à notre désir, et loue une chambre dans un hôtel à Couhé.

Le 18 avril. *Auscultation.* — Matité à G. en avant et en arrière ; râles gras, humides, tout à fait au sommet, râles frottements jusqu'à l'omoplate, angle inférieur en arrière et jusqu'au mamelon en avant. Température 37°5 le soir et il transpire le matin ; il pèse 70 kilos. Pouls 100.

Injection 3/4 centimètre cube vers dix heures du matin ; frisson vers une heure après-midi ; la température monte à 37°8 à midi, 39°2 vers 2 heures, reste sur 39°2 jusqu'à 3 heures, transpire ensuite abondamment, et change 3 fois de chemise ; à 8 heures T° 38, vers 10 heures 37°7.

Le 19 avril, T° 37°2 vers 2 heures après-midi, et baisse ensuite à 8 heures à 37°.

Le 20 avril T° ne dépasse pas		37°1
Le 21 — T° encore		37°2
Le 22 — T°		36°6
Le 23 — T°		36°6

Auscultation. — Les râles bullaires n'existent plus. Les râles frottements diminuent en intensité et en étendue. Excellent appétit, dort bien, ne tousse presque pas et crache très peu. Le poids du malade est de 71 kilos ; il a donc gagné 1 kilo en 6 jours.

Le 24 avril, injection de 1/2 centimètre cube à la même heure, le T° monte vers 6 heures du soir à 37°8.

        7 heures   —   38, il baisse ensuite à 9 heures 1/2 à 37°6 ; il transpire encore, et change de chemise.

Le 25 avril vers 10 heures du soir seulement 37°

26	—	9 —	—	37°
27	—	» · ne dépasse pas	36°8
28	—	»	—	36°8

Le 29 avril, injection de 1 cent. cube, vers 1 heure 37°6

                              2 heures 38°8

                              3 heures 38°8

                              5 heures 37°4

Le 30 avril vers 9 heures, seulement 37°.

Le 1ᵉʳ mai. *Auscultation*. — Sonorité normale à G ; pas un signe stéthoscopique, pas un râle.

Les parents, avertis d'une si grande amélioration inespérée, vont l'annoncer au malade. C'est un jour de foire, le malade quitte sa chambre et va danser tout l'après-midi, avec un temps de pluie et pendant des heures entières.

Le 2 mai. — Sous-crépitants abondants à gauche, en avant et en arrière ; la température ne dépasse pas 36°8.

Le 3 mai, les râles augmentent, la température est à 37°.

Le 4 mai, les râles augmentent, la température est à 37°1

Le 5 —   —   —   37°4

Le 6 mai, injection 1/4 centimètre cube ; vers 2 heures 37°9

Le 7 —   —   —   —   —   37°

Le 8 —   —   —   —   —   37°

Le 10 —   ne dépasse pas   —   —   36°8

Auscultation. — Sous-crépitants à l'aisselle, sonorité normale au sommet ; en faisant tousser il y a des râles humides. — Il pèse 71 kilos et demi.

En juin 1905. Le malade a gagné encore un kilo et il pèse 72 kilos et demi, mais on constate toujours des râles sous-crépitants ; il est d'ailleurs très imprudent et ne peut jamais persister à se soigner.

OBSERVATION XIII

T... à Sainte-Soline (Deux-Sèvres), âgée de 40 ans, se présente dans notre cabinet en août 1904, pâle et amaigrie. Rien à signaler dans ses antécédents héréditaires.

Antécédents personnels. — Réglée vers 15 ans ; depuis régulièrement ; mariée à 34 ans, a eu un enfant qui est bien portant. Tousse et crache depuis un an ; il y a deux ans, elle a eu une hémoptysie qui revient en janvier 1904, se répète en février, enfin dernière hémoptysie en fin juillet 1904.

Etat actuel. — Assez bon appétit, mais dégoût de la viande. Toux grasse, surtout marquée au lever et au coucher ; les crachats sont purulents ; depuis le mois de janvier la malade transpire le matin et ressent une légère fièvre le soir. L'examen révèle la présence des bacilles de Koch.

Thorax normal ; on remarque à droite, en avant et en arrière, de nombreuses cicatrices de pointes de feu. Submatité à la percussion en arrière, au sommet, en avant ; la sonorité est normale.

Auscultation. — Râles ronflants, mélangés aux sous-crépitants, en faisant tousser la malade, en arrière à droite, l'expiration n'est pas prolongée, mais l'inspiration est rude. Pouls 84, température à midi 37°1 à l'aisselle.

28 août 1904, injection de 1 1/2 cc. vers la 4ᵉ côte en avant, à droite ; la malade ressent de la fièvre, transpire davantage, mais crache moins le lendemain. Une autre injection est pratiquée le 31 août (2 cc. et 1/2), elle produit une réaction avec frissons.

Le 12 septembre, M. Guilbeau, étudiant à Bordeaux, lui

fait une autre injection. Elle revient le 18 : elle est enrhumée, on entend des craquements à droite sur une petite étendue.

Le 26 septembre, hémoptysie. A l'approche de ses époques, on entend des sous-crépitants humides à gauche ; une injection de 2 cc. est pratiquée en ce point.

6 octobre, autre injection.

5 novembre, autre injection.

Toutes ces injections sont suivies de réactions locales et générales. Actuellement, elle ne tousse plus et ne crache plus ; elle a gagné 3 kilogrammes.

En juillet 1905, toujours état satisfaisant, bon appétit ; elle aime la viande, ne s'est jamais enrhumée depuis.

OBSERVATION XIV

G... à Chaunay. — Agée de 25 ans; mère atteinte d'un cancer au sein, adhérent aux côtes et ulcéré avec adénopathie sus-claviculaire. Père bien portant.

Antécédents personnels. — Réglée vers l'âge de 15 ans, depuis régulièrement. En 1899 a eu une bronchite; depuis, elle est fragile et s'enrhume facilement. Consultée en l'hiver 1903 pour un état de faiblesse et manque d'appétit, on trouve au sommet droit expiration prolongée très manifeste avec râles crépitants ; elle tousse peu, ne crache presque pas, et souffre au sommet droit. Soins médicaux classiques, légère amélioration.

En mars 1904, elle se sent plus mal ; les signes d'auscultation ne changent pas, les forces diminuent, la toux reste rebelle et elle maigrit.

Depuis lors, elle est soignée par les injections du sérum, une par semaine. Chaque injection est suivie d'une réaction locale et générale; dès le lendemain des injections le sommet lui semble moins endolori, cela ne dure toutefois qu'un jour, et la douleur revient le surlendemain, surtout si elle travaille.

En juin elle accuse un mieux général, elle ne tousse plus, se sent plus forte et ne s'enrhume plus ; le sommet reste endolori.

Le 26 juin nous pratiquons une autre injection ; l'endolorissement du sommet disparaît pendant 3 jours, les injections suivantes produisent une trève plus longue. A partir du 22 août la douleur disparaît tout à fait.

OBSERVATION XV

F... à Saint-Sauvant (Vienne). — Agé de 27 ans.

Antécédents héréditaires. — Père mort phtisique à 55 ans ; mère morte phtisique à 35 ans.

Antécédents personnels. — Petit de constitution ; pendant son service militaire a craché du sang ; réformé n° 2. Depuis, très sujet à s'enrhumer, tousse, crache très peu, viande ne lui sourit pas ; marié ; a eu un enfant mort en bas âge.

Etat actuel. — Endolorissement du sommet droit, appétit médiocre, faible. *Auscultation.* Râles humides à droite, examen des crachats, bacilles de Koch.

1er octobre 1904 : injection de sérum ; le malade, par lettre en date du 2 octobre, annonce qu'il a eu de la fièvre et une enflure au point de l'injection ; T° 37°5, le lendemain 38° ; vers le 5 octobre la fièvre disparaît, l'appétit revient et il dit se sentir la poitrine débarrassée.

12 octobre, on constate à droite, au sommet, crépitants secs au premier temps ; une nouvelle injection est pratiquée de 1/2 cent. cube ; mêmes phénomènes moins intenses.

Le 30 octobre. Le malade se sent plus fort, il ne tousse presque plus, surtout il ne crache pas du tout ; appétit excellent. — *Auscultation.* On ne constate aucun râle au sommet ; on pratique une autre injection de 2 cent. cubes.

Elle est suivie d'une réaction légère.

En juillet 1905. Etat très satisfaisant ; il ne s'est jamais enrhumé depuis, ne crache pas et ne tousse pas.

En ce moment il se trouve engraissé de 4 kilos et ne présente aucun signe à l'auscultation.

En février 1905. Il n'a plus souffert du sommet ; il ne s'est pas enrhumé du tout ; il ne tousse plus.

OBSERVATION XVI

P... à Chez-Foucher. — Agée de 29 ans.

Antécédents héréditaires. — Père maigre, mère farcie de rhumatismes chroniques tuberculeux ; une sœur plus jeune morte depuis, de phtisie chronique ulcéreuse.

Antécédents personnels. — Réglée un peu tard, a été toujours d'une santé laissant à désirer; s'enrhume souvent, surtout l'hiver ; pâle, elle a très souvent des conjonctivites et des kératites qui cèdent à la longue à un traitement tonique.

Etat actuel. — 14 octobre 1904. Tousse et crache, les crachats sont muco-purulents ; elle souffre depuis longtemps d'un point de côté, côté gauche ; appétit médiocre, la viande ne lui sourit pas. Pas de fièvre. Cette douleur qui existe de longue date disparaît à peine pour revenir ; elle augmente à chaque respiration.

Auscultation. — Au niveau du point douloureux on entend des râles crépitants humides ; la respiration y est faible. Partout ailleurs, rien à noter.

Le 14 octobre. Injection de 2 cent. cubes, sur la région même où on entend des râles ; à la suite il se produit une enflure rouge, chaude, et elle sent avoir la fièvre et le mal de tête.

Le 15 octobre. L'enflure persiste encore, quoique diminuée. Pas de douleur.

Auscultation. — Respiration bruyante ; pas de souscrépitants.

Le 29 octobre. Nouvelle injection, 2 cent. cubes. Forte réaction locale et générale. La malade se sent, pendant deux jours, brisée, fatiguée ; dans la suite apparaît un

mieux considérable, elle ne souffre plus du côté, l'appétit
est meilleur. Chose curieuse, l'état pâle des conjonctives
disparaît.

Le 10 novembre. Elle réclame une autre injection
parce que la douleur, sans être aussi forte, réapparaît.
Cette fois-ci l'injection est faite à la cuisse gauche (pour
écarter l'idée que, peut-être, la réaction au point douloureux aurait agi comme vésicant). C'était l'objection
de M. le professeur Bosc, de Montpellier. Eh bien ! malgré
la distance séparant le point douloureux du côté, du lieu
de la réaction locale, la douleur cède de la même façon.
En effet il se produit, au point de l'injection sur la cuisse,
une enflure pas très forte, accompagnée de fièvre, avec
courbature. La malade garde le lit pendant deux jours.
La douleur disparaît et ne revient plus.

Juillet 1905. L'état est bien meilleur, elle ne s'est
point enrhumée, elle ne tousse presque pas, et ne crache
pas du tout. Les kératites n'ont pas reparu depuis. Elle
continue son travail.

OBSERVATION XVII

P.... à Brux. — Agée de 34 ans.

Antécédents héréditaires. — Pas de renseignements nets.

Antécédents personnels. — A cohabité pendant 5 ans avec un mari mort de phtisie.

Etat actuel. — Le 1er décembre 1904, la malade vient nous consulter pour une bronchite, avec une apparence de bonne santé. Se plaint de faiblesse ; appétit médiocre, tousse et crache depuis quatre mois. A droite au sommet, des crépitants avec submatité, partout ailleurs des sibilants en faisant tousser. On lui ordonne une potion de kermès.

Vers le 10 décembre, appelé chez la malade, à l'auscultation on trouve des craquements au sommet avec toujours submatité ; on ordonne du carbonate de gaïacol.

Vers le 15 décembre, la malade est toujours dans le même état, elle tousse et les crachats sont jaunes ; la fièvre est légère, elle transpire tous les matins et a les 2 sommets endoloris.

Une injection est pratiquée de 1/2 centimètre cube, à la cuisse.

Revue le 22 décembre. Elle a eu, dit-elle, après l'injection, fièvre, mal de tête ; depuis, elle se trouve mieux. Elle ne tousse presque plus, surtout elle ne crache pas du tout. La submatité à droite disparaît tout à fait : à l'auscultation on ne décèle pas de râle du tout. Il y a là une amélioration étonnante.

Une autre injection est pratiquée.

Elle revient en février parce qu'elle recommence à tousser et réclame une autre injection ; elle est suivie des mêmes phénomènes.

En avril elle se plaignait d'éréthisme cardiaque : on lui ordonne de petites doses de digitale.

En mai, la malade dit qu'elle se sent faible. A l'auscultation rien à noter, tant à droite qu'à gauche ; elle ne tousse pas, ni ne crache.

Une injection de 1/2 centimètre cube de sérum est pratiquée, suivie d'une réaction légère ; dans la suite elle se sent forte.

En juillet. Etat satisfaisant, et elle travaille légèrement.

OBSERVATION XVIII

N.... à la Roche-Elie (Deux-Sèvres). — Blonde, de grande taille, âgée de 23 ans.

Antécédents héréditaires. — Père bien portant ; mère morte de phtisie à 35 ans ; la 2e des 3 enfants ; un frère gendarme, et une sœur bien portante.

Antécédents personnels. — Réglée à 13 ans, depuis régulièrement ; sujette à s'enrhumer depuis un an, jusqu'à l'âge de 22 ans a été toujours très bien portante. A l'âge de 7 ans seulement, elle a eu une bronchite et a gardé le lit pendant six mois de temps.

En janvier 1905 elle a eu une bronchite ; depuis elle tousse et crache ; les crachats sont muqueux. Appétit manque parfois tout à fait ; la viande la dégoûte ; elle digère mal, constipation alternant avec la diarrhée depuis un an. Tousse surtout en se levant ; la nuit dort mal. Elle a beaucoup maigri, de 25 livres dans 2 mois. Elle a, tous les soirs, mal de tête, légère fièvre vers 4 à 5 heures.

Auscultation. — Respiration saccadée en avant à gauche ; sibilants à peu près partout, mais surtout aux deux sommets ; le sommet gauche et l'angle inférieur de l'omoplate sont douloureux.

Le 13 mai 1905, une injection de sérum est pratiquée à la cuisse même ; dès le lendemain tous les sibilants disparaissent, le sommet est moins douloureux aussi.

Le 25 mai, une autre injection suivie d'une petite réaction.

En juillet. Rien d'anormal à l'auscultation, pèse 125 au lieu de 109 en mai et de 135 en janvier 1905. Ne tousse pas, ne crache pas ; l'angle inférieur de l'omoplate reste douloureux.

OBSERVATION XIX

P... à Chaunay (Vienne). — Garçon maréchal, 24 ans. Se présente malade au mois de janvier 1904. Un confrère de Paris l'expédie chez lui avec une prescription de gouttes Livoniennes, arséniate de soude et glycérophosphate de chaux.

Il tousse plus souvent vers le soir et crache ; les crachats sont muqueux ; vers le soir, ils sont sanguinolents, parfois avec véritable hémoptysie jusqu'à un verre, mais fréquemment et cela depuis deux mois. Il maigrit, les forces s'en vont, l'appétit est encore conservé.

Traitement. — Phosphotal en lavement, ergotine, ipéca à dose fractionnée ; mais résultat très médiocre ; l'état du malade s'empire, les crachats sont sanguinolents d'une façon continuelle ; tous les soirs il est pris d'une hémoptysie et remplit une assiette de sang vif spumeux ; une fièvre légère s'installe avec sueur nocturne, il maigrit à vue d'œil, les pommettes deviennent saillantes, les cheveux ternes, les yeux s'enfoncent.

Chose curieuse : à l'auscultation les signes sont très peu nets. Nous notons, avec notre confrère Archarouni, une faiblesse du murmure vésiculaire aux deux sommets, accentuée surtout à gauche, quelques râles muqueux ; à aucun moment on n'y trouve de craquements ; à peine quelques râles humides passagers.

Devant ce phénomène inquiétant, le traitement symptomatique est poussé à fond, les injections d'ergotine Yvone ne font que retarder l'heure des hémoptysies, celles-ci se produisent toujours. Le malade crache toujours rouge.

Vers le 15 février, après un mois et demi d'hémoptysie

sans fin et sans trêve, rebelle à tout traitement symptomatique, on se décide à faire une injection du sérum.

Une enflure se produit au point de l'injection, chaude, douloureuse ; il a eu la fièvre, dit-il, et mal de tête, a toussé beaucoup plus, transpiré davantage, mais l'hémoptysie ne s'est pas produite. Le lendemain matin les crachats ne sont pas du tout sanguinolents, ils sont simplement muqueux ; mais le malade est rompu, fatigué, brisé, il a une forte lassitude dont il se plaint.

Vers le 27 février, les hémoptysies reprennent : en ce moment une nouvelle injection du sérum est pratiquée, qui coupe court à ce symptôme. Elles sont continuées ensuite tous les 6 jours, jusqu'au mois d'avril, moment où les injections du sérum ne produisent plus d'enflure.

En avril 1904, il ne tousse pas du tout, il ne crache pas du tout, il a gagné 5 kilos ; il est fort comme avant d'être malade et reprend son travail.

En septembre 1904, il se plaint de faiblesse, il réclame une injection de sérum ; elle est faite sur la poitrine dans la région sous-claviculaire même, et produit une petite réaction.

En juin 1905, le malade vient nous consulter pour une affection cutanée, la gale. Malgré le métier de garçon maréchal et quelques excès alcooliques, il ne s'est jamais senti indisposé ; sa guérison doit être considérée comme réelle.

OBSERVATION XX

G... à Romagne (Vienne). — Agé de 34 ans.

Antécédents héréditaires. — Père mort à 51 ans, on ne sait de quoi ; mère vivante, mais maladive : la grand'-mère maternelle morte de phtisie ; deux tantes maternelles mortes de phtisie. Un frère du malade, le plus jeune, mort de phtisie compliquée de tuberculose méningée à l'âge de 25 ans ; une sœur de petite santé.

Antécédents personnels. — Mince, blond, de grande taille, a fait service militaire ; marié à 28 ans, a eu 2 enfants bien portants. Craché du sang en 1894 et depuis tous les ans ; très sujet à s'enrhumer, tousse une toux sèche, surtout depuis deux mois ; crache très peu.

Etat actuel. — Appétit médiocre ; surtout la viande ne lui sourit pas digère bien; pas de diarrhée. La voix rauque s'éteint tout à fait en causant et s'il travaille. Douleurs aux deux sommets, surtout à gauche; ces temps derniers les crachats sont légèrement sanguinolents.

Auscultation. — Respiration saccadée en avant à gauche ; à la fin de chaque expiration on entend un bruit râpeux et de miaulements ; en arrière de ce même côté rien à noter. A droite en avant et en arrière, râles muqueux fugaces.

Bref, chargé d'hérédité du côté maternel, bien développé jusqu'à l'âge de 25 ans, époque où il crache du sang, l'hémoptysie se répète tous les ans. Signes à l'auscultation : respiration saccadée et des symptômes cliniques indéniables du côté du larynx. Tout cela accompagné de manque de force, de médiocre appétit et dégoût pour la viande.

Le 22 janvier 1905, une injection est pratiquée de

1 centimètre cube à la cuisse. Le malade est pris le soir
d'une légère fièvre ; le point de l'injection est enflé, lé lendemain il se sent plus faible ; nous le voyons d'ailleurs.

26 janvier. Appétit toujours médiocre, la voix devient meilleure ; surtout il dit se sentir plus fort, la douleur
au sommet diminue ; une autre injection est pratiquée de
2 centimètres cubes.

8 février 1905. Le malade revient 15 jours après ;
raconte qu'il n'est pas venu selon notre recommandation
6 jours après, parce qu'il se sentait fort à tel point qu'il a
labouré, ce qu'il lui était impossible de faire depuis deux
mois. La douleur au sommet gauche ne disparaît pas encore, mais elle est beaucoup moins forte. Appétit dévorant.
La voix, qui était continuellement rauque, s'éclaircit ; elle
devient éraillée quand il travaille beaucoup, mais ne
s'éteint jamais comme auparavant. A ajouter qu'à la
suite de la dernière injection, pendant 2 jours il s'est senti
fatigué, brisé. Une autre injection est pratiquée.

Juillet 1905. Toujours même état, très satisfaisant,
malgré le travail dur de cultivateur.

OBSERVATION XXI

P. L... à Montaigue. — Agé de 29 ans.

Antécédents héréditaires. — Enfant naturel ; mère morte à 50 ans d'une fluxion de poitrine qu'elle avait traînée longtemps sans la soigner ; tante maternelle bien portante, un oncle maternel s'enrhumant facilement.

En mai 1904, il vient nous consulter, accusant une sensation de lourdeur stomacale après les repas, dyspepsie à forme hypopeptique ; a eu une fièvre muqueuse (?) quelques mois auparavant. Soigné par des cachets de pepsine et noix vomique ; son état s'améliore.

Il revient en novembre 1904 pour les mêmes phénomènes qui ont recommencé depuis quelques semaines ; on lui conseille de suivre le même traitement.

Il revient deux jours après, et raconte que le 21 novembre, le matin en travaillant, il a eu une quinte de toux : cela dure la journée et la nuit jusqu'au 22 au matin, en diminuant légèrement. Il n'accuse aucun autre symptôme.

Le malade pèse 55 kilos ; il est mince, amaigri, pouls à 90 régulier ; teinte subictérique des téguments. A l'auscultation, aucun signe ; sommet droit antiphysiologique, le murmure vésiculaire y est plus faible qu'à gauche (le malade n'est pas gaucher) ; quelques râles sous-crépitants en arrière à la hauteur de l'omoplate et à la base toujours à droite.

Une injection de 2 centimètres cubes est pratiquée, le malade retourne chez lui (il demeure chez sa tante), il est pris le soir d'un léger frisson ; la température monte à 38° 2 ; l'hémoptysie, très diminuée d'ailleurs, disparaît tout à fait.

Elle reprend le 25 au matin, le malade crache 2 à
3 cuillerées de sang vif (sa tante, voyant cela, le met à la
porte). Nouvelle injection, cette fois de 5 centimètres
cubes ; le soir la température monte à 38· 5 ; pas d'hémoptysie dans la suite. Dans des conditions d'existence
misérables, les injections sont répétées tous les 6 à 7 jours.

Au mois de janvier le malade a regagné 6 kilos ; gagé
domestique dans une ferme, il commence à travailler ; au
mois d'avril, il revient dans un état pitoyable; sa paroi
latérale gauche est couverte de râles humides aux
deux temps, il tousse et crache abondamment ; assez bon
appétit, il a de la fièvre.

Nous refusons de faire des injections de sérum, l'individu n'ayant plus d'asile ; il est transporté à l'hôpital de
Poitiers, où il meurt fin avril, huit jours après son arri-
vée.

Conclusion. — Phtisie latente de longue date améliorée
sous l'influence des injections dans de très mauvaises
conditions d'existence, aggravée ensuite par l'excès de
travail.

OBSERVATION XXII

G. M... à Brux. — Agé de 20 ans.

Antécédents héréditaires. — Père et mère bien portants, le 2e des 5 enfants, l'aîné est exempté du service militaire pour faiblesse ; les 3 plus jeunes sont tous un peu anémiques.

Antécédents personnels. — Rougeole à l'âge de 9 ans, grippe, forme respiratoire, à 14 ; à partir toujours bien portant jusqu'en mai 1904, date à laquelle il commença à tousser une toux sèche ; en août, pendant les travaux de battage, une hémoptysie assez abondante qui se répète tous les 2 ou 3 jours ; cesse ensuite pendant une semaine ou deux, revient avec la même crise de 2 ou 3 jours d'intervalle. Ces hémoptysies étaient plus fréquentes le soir.

Soigné par le Dr Barnsby de Poitiers, lequel lui ordonne chlorhydrate d'adrénaline 1/100.000 par cuillère à café, en même temps sirop Famel, formol Nazine, infusion feuilles d'eucalyptus et de la poudre de viande, repos et suralimentation. Malgré ce traitement, les crises d'hémoptysie reviennent en octobre, en décembre 1904 et janvier 1905.

Etat actuel. — En février 1905, le 14, nouvelle hémoptysie. Amené pour nous consulter le 16, pendant l'auscultation il est pris d'une quinte violente et commence à vomir du sang, remplit son mouchoir, se fait prêter celui de son père qu'il remplit aussi de sang vif spumeux.

D'une constitution maigre sèche, le malade est encore assez vigoureux ; chose curieuse, depuis ses hémoptysies il a repris 5 kilos, pèse 119 à 120 ; bon appétit, digère bien, dort bien, rarement légère fièvre ; transpire très peu ; pouls 120.

Auscultation. — Matité à gauche, en avant jusqu'au mamelon ; en arrière jusqu'à l'angle inférieur de l'omoplate ; on entend dans ces mêmes régions râles humides ; au premier temps à **D.**, rien à noter.

On ordonne une potion à ergotine et le malade est renvoyé chez lui.

Le 17 février. L'hémoptysie continue, malgré l'ergotine. Quoique diminués, les crachats sont toujours rouges.

Une injection est pratiquée : deux heures après il sent de la fièvre ; l'hémoptysie diminue ; 4 à 5 heures après, les crachats sont à peine teintés de filets rouges ; il tousse davantage la nuit, mais ne crache pas de sang.

Le 18 février. Quelques filets rouges dans les crachats.

Le 19. Les crachats ne contiennent pas du tout de sang.

Le 20. Pas d'hémoptysie.

Auscultation donne à G. en avant et en arrière une submatité au lieu de la matité ; dans cette même région, absence du murmure vésiculaire ; en faisant respirer très profondément, la respiration est courte et rude, comme si le poumon ne pouvait pas se dilater. Un peu au-dessus du mamelon et vers l'aisselle, sur une étendue de 5 centimètres carrés, râles sous-crépitants bien localisés ; à D. tout paraît normal ; pouls 104.

Une injection est pratiquée de 1 cent. cube à la cuisse.

Le 21 février on revoit le malade ; 4 à 5 heures après l'injection d'hier, le malade a eu des frissons, ensuite la fièvre a monté ; la nuit il a transpiré beaucoup ; ce matin il se sent faible. Les crachats de ce matin contiennent de petites parcelles jaunâtres, lesquelles abondent en bacilles de Koch de différentes formes, les uns sont épais et courts, d'autres comme les formes ordinaires.

Auscultation. — Pas de matité ni submatité, ni en avant ni en arrière, respiration bruyante dans ces mêmes régions ; en faisant tousser, râles sous-crépitants, pas abondants ; poids 90.

Les injections sont pratiquées tous les 7 ou 8 jours ; chaque injection est suivie d'une réaction locale et générale.

Le 15 avril. Au conseil de revision, ce n'est que sur la demande du maire qu'il est ajourné ; en effet, en ce moment on ne constate rien d'anormal dans les poumons ; l'auscultation ne décèle aucun râle ; le malade gagne 5 livres.

Alors il reprend la vie commune, se croyant guéri. Râles sous-crépitants apparaissent au sommet à gauche, en avant et en arrière ; ils cèdent à de nouvelles injections.

En septembre il fait un voyage à Lourdes ; au retour ce sont encore les sous-crépitants que l'on constate au sommet. Poids stationnaire, pèse 125.

Conclusion. — Phtisie forme hémoptoïque ; les hémoptysies, la faiblesse du murmure vésiculaire et signes stéthoscopiques cèdent à des injections du sérum.

Les sous-crépitants apparaissent quand on néglige les injections ; ils cèdent, eux aussi, aux injections du sérum.

OBSERVATION XXIII

C... femme B... à Chaunay (Vienne). — Agée de 40 ans.

Antécédents héréditaires. — Père mort à 52 ans, en crachant du sang ; il toussait et crachait depuis longtemps. Mère vivante. Une sœur assez bien portante ; cette dernière a un fils de sept ans qui est atteint de la tuberculose à forme catarrhale humide ; une autre sœur, plus âgée, morte phtisique.

Antécédents personnels. — La seconde des trois enfants, réglée à 18 ans ; depuis, assez régulièrement ; mariée à 25 ans, n'a pas eu d'enfants ni de fausses couches. Elle a eu une fluxion de poitrine à l'âge de 18 ans qui l'a obligée de s'aliter pendant six semaines ; un érysipèle à 19 ans. Elle est sujette à s'enrhumer tous les hivers, mais elle ne s'alite pas.

Etat actuel. — Elle tousse depuis longtemps ; cette toux est grasse ; elle crache depuis longtemps aussi, mais depuis quinze jours les crachats sont sanguinolents. A l'examen microscopique de ces crachats, on voit des bacilles de Koch très ténus, mais positifs. Elle a maigri un peu, l'appétit n'existe presque pas pour la viande. Elle dort assez bien, transpire rarement le matin. *Auscultation :* faiblesse aux deux sommets, expiration prolongée en arrière à gauche ; en faisant tousser on entend quelques râles sous-crépitants à ces mêmes endroits ; quelques râles sous-crépitants disséminés en arrière et au milieu, mêmes râles à la base droite et à la base gauche.

En 1904, le 6 août, on pratique une injection de sérum.

A la suite, il se produit une légère enflure. La température monte à 37°3, pour descendre les jours suivants à partir du 6 août. Les crachats cessent d'être sanguinolents.

Le 14 août : les crachats sont encore sanguinolents depuis deux jours.

Le 15 août, on fait une injection de sérum ; les crachats cessent d'être sanguinolents.

Le 22 août, l'appétit pour la viande renaît. La malade se sent mieux, dit-elle. Nouvelle injection que l'on répète le 25, le 28 août, le 26 septembre.

28 octobre. La malade se sent assez forte ; elle tousse encore, mais rarement, et ne crache presque plus. On cesse les injections.

Juillet 1905. Mme C... B... a passé l'hiver de 1904 sans s'enrhumer.

OBSERVATION XXIV

D... à Pommerai, Saint-Pierre d'Exideuil (Vienne).

Agé de 23 ans ; père vit ; mère morte jeune de la phtisie. Le 4e des 7 enfants, 3 morts de phtisie, un atteint de tumeurs blanches, deux autres toussent et crachent.

Antécédents personnels. — Service militaire pendant 3 mois 1/2, réformé ensuite temporairement pour bronchite avec imminence de tuberculose ; rentré ensuite au service et réformé n° 2 pour pleurésie à gauche.

Etat actuel. — Sujet à s'enrhumer, bon appétit, digère bien, une selle quotidienne, tousse depuis un an davantage, crache aussi du sang, transpire les nuits, bacilles de Koch dans les crachats ; pèse 57 kilos.

Auscultation. — A gauche en arrière, expiration prolongée ; en avant, même côté, respiration saccadée.

14 sept. 1904
22   —   —
29   —   —
12 octobre —
} en tout 4 injections de sérum, chacune de 2 cent. cubes ; les 3 premières sont suivies de réaction locale et générale.

Le 12 octobre il ne tousse presque plus ; dans les rares crachats on ne décèle plus de bacilles de Koch.

En février 1905. Etat toujours très satisfaisant ; pèse 60 kilos.

OBSERVATION XXV

D... à B. de Chaunay. — Agé de 24 ans.

Antécédents héréditaires. — Père rétrécissement mitral; mère bien portante ; un frère robuste, qui est gendarme.

Antécédents personnels. — N'a jamais été malade; appelé au service militaire, il a été renvoyé 4 mois après en convalescence pour *bronchite* avec *hémoptysie légère.* Un mois auparavant, déjà en permission chez lui, avait eu sa première bronchite. Rentré au service, il a encore été renvoyé pour anémie suspecte, avec 2 mois de prolongation ; au bout de ces 2 mois, lors d'une visite médicale, a été renvoyé définitivement et réformé n° 2.

En 1902, l'hiver, c'est-à-dire l'hiver suivant, il a été atteint encore d'une bronchite, et a craché du sang pendant 15 jours; soigné ensuite dans l'été avec des toniques, cacodylate de soude, il a passé l'hiver 1903 sans rechute et en assez bon état. En été de 1903, crises d'eréthisme cardiaque, lesquelles cèdent à de petites doses de digitaline.

Le 14 octobre 1904, appelé par dépêche chez le malade, il nous raconte qu'il a été pris d'une hémoptysie à la suite d'un effort fait en criant pour appeler son père ; depuis, il crache du sang vif spumeux. Il a bon appétit, digère bien, selle quotidienne ; il est mince, maigre, de grande taille, et de poitrine étroite.

Auscultation. — Puérile à droite au sommet, presque soufflante; on ne constate de râles nulle part ; il a toujours souffert de ce même côté. Pas de fièvre. Il pèse 59 kilos.

Une injection est pratiquée à la cuisse même ; elle est

suivie d'une réaction locale, mais la fièvre ne vient que le lendemain et monte à 37°5 ; pas d'hémoptysie ; il se sent un peu faible le lendemain.

Nous attendons l'apparition d'une nouvelle hémoptysie ; le malade s'y attend d'ailleurs, car chaque crise antérieure d'hémoptysie se répétait par séries. Elle ne tarde pas en effet : le 31 octobre, le malade commence encore à cracher du sang. A ce moment, une autre injection est pratiquée qui coupe court à cette hémoptysie : l'injection est suivie des mêmes phénomènes de réaction.

Les injections sont reprises ensuite d'une façon sériée ; le 8, le 14, le 20 et 27 novembre ; la dernière ne produit plus de réaction.

Le malade ne tousse plus et ne crache plus du tout ; il a gagné 2 kilos et pèse 61 kilos.

Juillet 1905. Il est toujours dans le même état satisfaisant ; il ne s'est pas encore enrhumé.

OBSERVATION XXVI

B... à Couhé. — Agé de 46 ans.

Antécédents héréditaires. — Père mort à 50 ans avec une suppuration de la jambe (datant de 46 ans) survenue à la suite d'un coup. La mère est vivante et bien portante. Une sœur plus jeune est morte depuis, d'une péricardite fibreuse et de congestion pulmonaire en pleine asystolie ; six autres frères ou sœurs bien portants.

Antécédents personnels. — Douleurs à la cuisse droite à l'âge de 2 ans, précédées d'une fièvre typhoïde (?) — Suppuration avec fistules nombreuses (le nombre de ces fistules dépasse 10) ; quelques-unes sur le grand trochanter, d'autres le long de la cuisse et vers le bassin.

En mai 1905. Il est au lit depuis un mois, soigné, dit-il, pour un rhumatisme à l'épaule droite, lequel ne cède pas au traitement : cachets d'antipyrine, pointes de feu, essences de térébenthine, etc... Au moment où nous le voyons, le bras est immobile, appliqué sur le thorax, le coude demi-fléchi, les doigts tremblants. Il souffre beaucoup et ne peut faire aucun mouvement. Il ressent des coups dans l'épaule, des tremblements sur le bras ; il s'exprime en disant : « La peau boute » ; lui semble qu'il y a des vers au-dessous qui courent tout le long du bras et du thorax du même côté. L'épaule est chaude ; il a d'ailleurs de la fièvre, T. : 37° 5 ; il transpire beaucoup, et souffre à ne pouvoir pas endurer.

Nous sommes au 7 mai. Le diagnostic de rhumatisme tuberculeux ne faisant pas de doute, nous interrogeons pour connaître le foyer tuberculeux. Nous sommes étonné de ne pouvoir pas trouver des bronchite, ni dans le passé, ni dans l'état actuel. Le malade nous cache soigneusement l'état de sa cuisse. Comme nous manifestons notre étonnement que cet homme n'ait jamais eu de maladies, sa femme nous parle alors de sa cuisse.

Aux soins énumérés ci-dessus nous ajoutons de nombreux vésicatoires et des badigeonnages avec une mixture contenant : gaïacol liquide, essence de térébenthine, alcool de Fioravanti et lavages des fistules avec eau oxygénée. Aucune amélioration dans les jours qui suivent, la douleur ne cédant en rien et le malade nous réclamant des injections de morphine, que nous lui refusons d'ailleurs.

Le 17 mai. Une injection de 3/10 de centimètre cube du sérum est pratiquée sur l'épaule même. Presque un quart d'heure après, il sent l'épaule endormie, les coups cessent ; il lui est encore impossible de la mouvoir. Au point de l'injection, il se produit une petite enflure ; trois heures après, la fièvre monte à 38° 3. Le malade est pris d'un mal de tête, et il transpire abondamment.

Le 18 mai, il dit qu'il souffre moins ; les tremblements des doigts et les tremblements fibrillaires ont disparu ; il ne peut pas toutefois détacher encore le bras de la poitrine.

Le 23 mai, il commence à écarter un peu le bras. A ce moment on pratique une nouvelle injection sur l'épine de l'omoplate. Elle est suivie d'une petite réaction.

Le 24 mai, l'amélioration s'accentue, le malade quitte le lit, mais il est incapable de faire un mouvement ; il écarte le bras davantage, mais non sans ressentir de douleur.

Le 30 mai, les douleurs cessent presque tout à fait, et il commence à reprendre son métier de cordonnier.

Le 1er juin, les douleurs reviennent. On pratique une nouvelle injection de sérum, qui ne produit presque pas de réaction.

Le 5 juin, il recommence encore son métier. En août 1905, nous revoyons le malade, pour nous rendre compte de son état : son rhumatisme n'est pas revenu, et il a toujours travaillé depuis.

OBSERVATION XXVII

L. E... à Payré. — Agé de 31 ans.

Antécédents héréditaires. — Père bien portant, mère morte à 48 ans, on ne sait pas de quoi ; le 3ᵉ des 3 enfants ; les 2 autres se portent bien.

Antécédents personnels et état actuel. — A 18 ans fluxion de poitrine, répétée 3 mois après, puis une autre fluxion des 2 côtés ; depuis il a toussé et craché avec une période pendant 18 mois d'hémoptysie ; parfois 15 jours entiers il cracha du sang. Service militaire pendant 8 mois, réformé ensuite n° 2, pour bronchite, palpitations et anémie. Il y a deux ans, tumeur blanche au coude, avec ankylose du coude et de l'épaule, atrophie de tout le membre supérieur de ce côté avec impotence des doigts, qu'il remue à peine ; douleurs dans le bras et l'avant-bras ; elles augmentent de temps en temps ; pèse 59 kilos.

Tousse une toux grasse, les crachats sont purulents et assez abondants ; pas de fièvre, bon appétit, digère bien, une selle quotidienne. — *Auscultation.* Pas un point où on puisse trouver le murmure vésiculaire doux et moelleux ; partout ce sont des crépitants, sous-crépitants de tout calibre, secs ou humides, râles bullaires en faisant tousser et souffles sur divers points. C'est la phtisie ulçéreuse chronique à grand fracas, délabrement de tout le poumon avec nombreuses lésions fibreuses.

Le 5 juin 1904. Une injection est pratiquée de 1/2 cent. cube au coude même ; forte enflure, une quinte de toux 5 heures après, transpire la nuit et crache davantage le lendemain matin.

Le 15 juin. Nouvelle injection de 1/2 cent. cube. Forte

enflure au coude. Le lendemain il peut porter la main derrière le dos et en avant sur le côté gauche, chose qu'il lui avait été impossible de faire depuis 2 ans.

Dans la suite les douleurs disparaissent ; il remue mieux les doigts ; l'état général devient meilleur.

Le 30 juin. Une autre injection est pratiquée, cette fois au dos. La quinte de toux revient plus tôt ; aucune réaction ne se produit au coude, il transpire la nuit davantage et crache davantage le lendemain.

Le 13 juillet. L'amélioration des mouvements du coude s'accentue ; il se sent plus agile, respire mieux, dit-il ; il a engraissé et pèse 61 kilos. Une nouvelle injection est pratiquée au coude, qui persiste pendant 5 jours.

Le 25 juillet. Le malade va se baigner dans la rivière ; s'endort ensuite dans les prés, et se réveille avec une congestion pulmonaire. Crachats hémoptoïques, fièvre ; les congestions augmentent, les crachats deviennent pneumotiques. A cela s'ajoute la terrible insuffisance cardiaque ; les bases s'œdématient, les pieds s'enflent ; malgré le traitement par la digitale, l'asystolie fait des progrès et il succombe 4 jours après la congestion.

Note. — Nous donnons cette observation pour relever la pathogénie et la particularité saillante au point de vue de la prétendue ankylose du coude, laquelle n'était certainement ni osseuse, ni même fibreuse, bien qu'elle datât de deux ans. L'infection tuberculeuse semble entretenir tout autour de son point une sorte d'inhibition fonctionnelle, sous forme de contracture, peut-être de parésie simple, et faire croire à des adhérences fibreuses là où il n'y a que simple inhibition. Il est probable que la diminution de l'amplitude respiratoire, après les pleurésies, mises si facilement sur le compte des adhérences, tient aussi, du moins pour une grande part, à cette inhibition fonctionnelle, à cette intoxication locale (1). Il nous semble

(1) Voyez Observations IV, V et VI.

même que la diminution du murmure vésiculaire, dans
la tuberculose au début, au sommet, qui serait due à une
cause mécanique pour Grancher, aux rétrécissements du
vestibule de l'acinus par le follicule tuberculeux, dépend
aussi d'une inhibition fonctionnelle localisée tout autour
des lésions tuberculeuses ; la cause invoquée par Grancher,
toute mécanique, ne peut s'appliquer et ne s'applique en
effet que pour expliquer la *rudesse respiratoire*. Le rétrécissement de l'acinus, aussi considérable soit-il, ne peut
pas empêcher l'entrée du fluide l'air si le vestibule se
dilatait.

OBSERVATION XXVIII

P... à Vacherèze de Payré (Vienne). — Agé de 24 ans, taille petite, brun, type un peu adénoïdien ; pèse 54 kilos.

Antécédents héréditaires. — Père maigre, bien portant ; mère atteinte de cartarrhe humide. Le 3ᵉ des 7 enfants dont 3 sont morts ; une fille la 7ᵉ à 15 mois de la méningite, un garçon le 4ᵉ à 18 ans de la phtisie, une autre fille la 5ᵉ à 20 ans de mal de Pott avec abcès ossifluents, généralisation au péritoine, en cachexie profonde.

Antécédents personnels. — N'a jamais été malade ; réformé n° 2 pour faiblesse ; n'a pas fait service militaire. Une chute de cheval le 10 janvier 1905 ; un mois et demi après il s'est aperçu, dans la région des articulations chondrocostales des 9ᵉ et 10ᵉ côtes, une grosseur qui profita, dit-il, régulièrement sans souffrance. Il sentait toutefois des douleurs aux reins.

Etat actuel. — Les caractères de cette tumeur, grosse comme un poing, tendue, élastique, rénitente, mais pas fluctuante ; vu les antécédents héréditaires, on diagnostique *carie costale.*

Le 24 mai 1905, une incision est pratiquée, évacuation, sérosité gluante sale, la valeur de 3 cuillerées à bouche ; vers la fin quelques grumeaux caséeux. Culture sur gélose glycérinée de ces grumeaux, colonies de bacilles de Koch, bien développées déjà le 10ᵉ jour.

Le malade revient 10 jours après ; les bords de l'incision rebroussés, atones, couverts d'un enduit blanc, sale, gluant, n'ont aucune tendance à la cicatrisation, malgré les pansements iodoformés et les injections d'huile iodoformée dans l'intérieur de la poche.

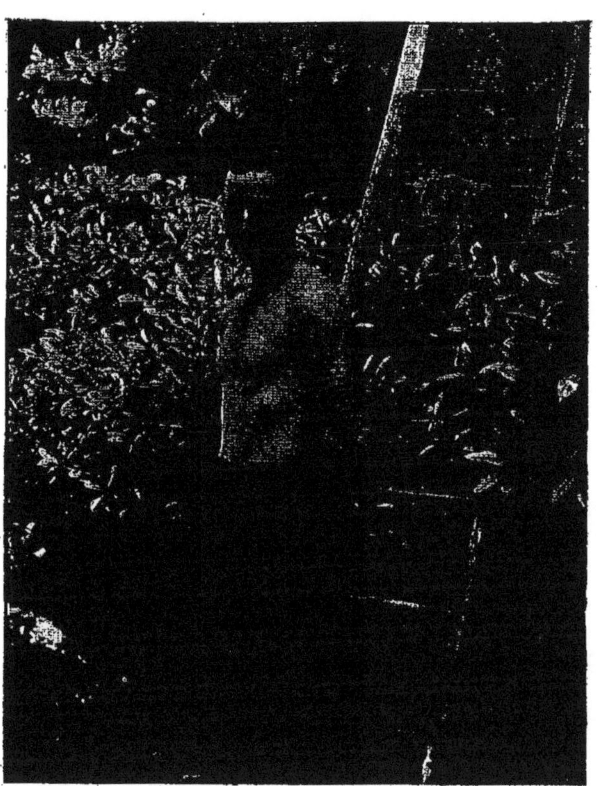

Avant toute intervention.

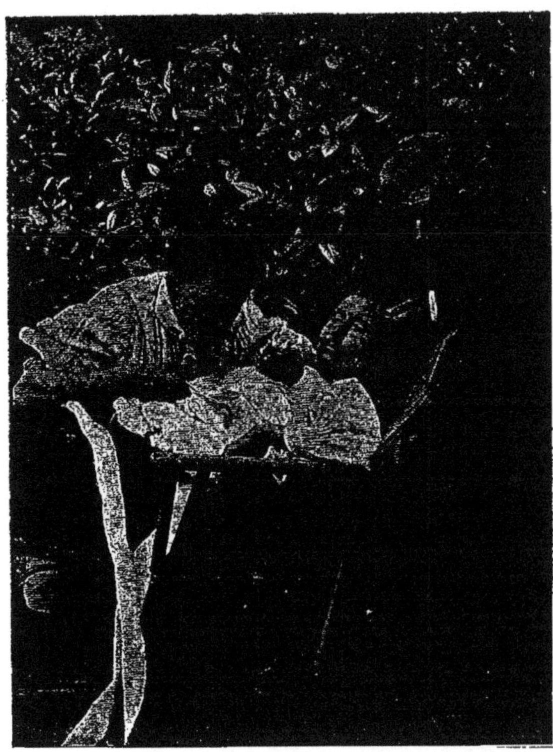

Simple incision pour drainage et injection de l'huile iodoformée
ayant produit aggravation.

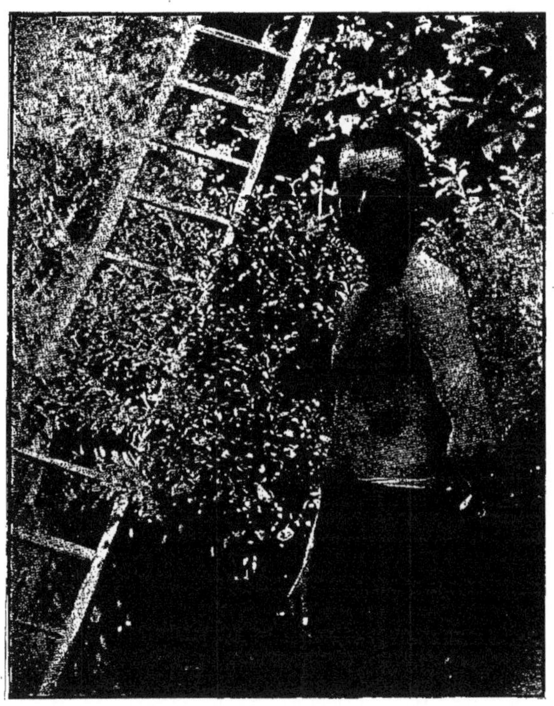

Guérison après 3 injections du sérum.

Le 3 juin, une injection est pratiquée, sur la tumeur même, très affaissée d'ailleurs ; il retourne chez lui à pied à 8 kilomètres de distance ; à peine arrivé, il sent une fièvre qui lui passait partout, dit-il : au point de l'injection, sur la tumeur même se produit une enflure rouge, chaude, douloureuse.

Le 9 juin, l'enflure de l'injection disparaît déjà ; 3 jours après, l'orifice cratériforme de l'incision est fermé tout à fait ; mais la tumeur, quoique très affaissée, est apparente, faisant une saillie légère ; une autre injection est pratiquée, suivie des mêmes phénomènes de réaction encore plus petite.

Le 24 juin. Guérison, avec très légère cicatrice, jeune encore. Le malade a gagné pendant ce temps 1 kilo et demi, pèse 55 1/2.

Le 10 septembre. Placé domestique, a travaillé depuis ; la guérison de la carie costale reste réelle, aucune trace de cicatrice.

OBSERVATION XXIX

P... à chez Coudret de Brux. — Agé de 28 ans.

Antécédents héréditaires. — Père, 55 ans, robuste, mort depuis, de fracture de la base du crâne, en tombant d'un châtaignier. — Mère, 50 ans, catarrhe chronique humide ; un frère pleurétique, réformé du service.

Antécédents personnels. — L'aîné des six enfants ; jamais malade, sujet à s'enrhumer, a fait son service militaire pendant un an, a eu un mal de gorge pendant son service, et depuis il s'est toujours senti fragile ; il y a un an, il a eu une bronchite en faisant ses 28 jours.

Etat actuel. — Tousse d'une toux sèche, surtout en se couchant, et le matin en se levant. Pas d'amaigrissement sensible, bon appétit, digère bien. Douleur à gauche au sommet en avant, surtout s'il respire fort ; transpire très souvent le matin. Pèse 55 kilos.

Auscultation. — Submatité à gauche en arrière ; râles frottements à ce même point, respiration saccadée ; en avant, même respiration ; ailleurs, rien à noter.

Le 24 mars, injection de 1 centimètre cube à 10 heures du matin. La température monte à 38° 5 vers 4 heures ; transpire abondamment.

Signe d'auscultation : engouement, respiration exagérée sur les deux sommets.

Le 25 mars, il lui semble que le côté gauche est moins endolori : T° le soir 37° 1.

Le 26 mars, douleur du sommet disparaît ; il ne tousse plus et ne crache plus.

Le 1ᵉʳ avril et le 12 avril, injection de 1 centimètre cube,
suivie de légère fièvre.

Fin avril, le malade a gagné 2 kilos, il pèse 57 kilos ;
il ne tousse pas et ne crache pas du tout.

OBSERVATION XXX

L... B... à Ste-Soline (Deux-Sèvres). — Agée de 29 ans.

Antécédents héréditaires. — Le père est mort à 58 ans, d'accident; on croit qu'il était bien portant. La mère vit encore, elle a 67 ans, elle est faible et s'enrhume souvent. La grand'mère maternelle est morte jeune.

Antécédents personnels. — La cinquième de six enfants dont l'état de santé est de moins en moins satisfaisant, de l'aîné au plus jeune. La malade a souffert d'abcès aux oreilles, ensuite d'engorgements des glandes au cou, dont elle garde encore de grosses cicatrices, hideuses, violacées. Réglée à 14 ans; depuis, assez régulièrement. Elle tousse d'une toux sèche, mais ne crache pas.

En 1904, au commencement de l'année, elle a souffert de rhumatisme (?) au pied gauche: au mois de juin de la même année, elle fit un faux pas, tomba, et eut une entorse de ce même pied; dans la suite, le cou-de-pied commence à enfler.

Etat actuel. — En août 1904, elle vient nous consulter pour cet état de choses. Le cou-de-pied est violacé, les mouvements sont douloureux; état de santé : scrofulose avérée. La tuberculose du cou-de-pied ne fait pas de doute, ayant commencé encore ici par les symptômes éternels de toute tumeur blanche : douleurs, etc., et sa banale étiologie, le traumatisme. En ce moment toutefois, le diagnostic, tout en n'étant pas douteux, est plus imposé par l'état général que par l'état local. Les saillies des malléoles ne sont pas effacées, pas d'empâtement appréciable, et les mouvements conservent toute leur étendue. Une réserve sur la nature du mal semble avoir encore sa

raison d'être, plus tôt par prudence, que par logique. Nous
avertissons la patiente qu'une injection va être faite pour
bien connaître la nature du mal. Dans le cas de tumeur
blanche, il doit se produire une enflure qui durera 3 à
4 jours et qui sera suivie d'une amélioration (si légère
soit-elle), d'une diminution des douleurs. Ainsi avertie, elle
consent à se laisser pratiquer une injection de 1 centimètre cube de sérum. Cette injection produit une enflure
qui dure deux jours et est suivie, pendant une semaine,
d'une diminution notable des douleurs.

Mais l'entourage est effrayé de cette réaction, et la malade n'aime pas le traitement par des enflures ; elle change
de médecin et se confie à un confrère très zélé, M. le
Dr J. de Félice, à Chey (Deux-Sèvres). Celui-ci lui pro-
digue ses soins éclairés et dévoués pendant deux mois et
demi. Ce sont d'abord des pointes de feu, immobilisation
pour la douleur ; mais les fongosités commencent, les fistules se forment. Ce sont alors les drainages, les lavages
aux antiseptiques des plus variés. Mais le mal n'en pro-
gresse pas moins, et notre confrère finit par lui conseiller
de subir à l'hôpital de Poitiers une arthrotomie !

Nous sommes alors au milieu de décembre 1904. La
malade, déjà épuisée par la suppuration et des douleurs continuelles, se trouve effrayée de l'opération et
veut obtenir notre avis avant de se faire transporter à
l'hôpital.

Ce qui nous frappe en elle, c'est l'état général ; il est
des plus inquiétants : maigreur squelettique, très né-
vrosée, elle a de ces crises d'énervement qui durent des
journées entières ; en ces agitations continuelles les mains
remuent constamment, ce sont des oscillations dans tous
les sens. L'appétit a disparu complètement ; elle vomit tout
ce qu'elle prend, elle tousse et crache également. Au
sommet à droite on constate des craquements.

Le cou-de-pied gauche est violacé, tuméfié, en fuseau ;
à la face interne on remarque deux drains, qui, par des fis-

tules anfractueuses, vont jusqu'à l'os ; à la face externe une fistule plus petite sans drain. Par tous ces orifices, il sort du pus épais ; un point sur la malléole externe est en voie de ramollissement. Le pied est en extension, ballant, très douloureux ; la malade le tient avec ses deux mains tremblantes pour changer de position ; le poids des draps exaspère ces douleurs, on est obligé d'avoir recours à des cerceaux pour éviter ces exacerbations. Voilà l'état de la malade !

Le 16 décembre on fait une injection de 1/2 centimètre cube de sérum au cou-de-pied, face dorsale ; 2 heures après, on remarque une légère enflure ; à ce moment on injecte encore 1/2 cent. cube de sérum. L'œdème chaud augmente et cette réaction dure quatre jours. Pendant ce laps de temps, les orifices fistuleux donnent du pus en quantité plus considérable, mais plus liquide. A l'examen microscopique, ce pus coloré par le bleu de méthylène et éosine, alcool à 0.25 %, montre de nombreuses cellules épithélioïdes, ne prenant ni le bleu ni l'éosine, contenant dans leur intérieur des bâtonnets rouges ; certaines en contiennent deux, d'autres un seul.

Vers le 20 décembre, la malade dit souffrir moins ; en même temps la réaction locale a disparu.

21 décembre, une autre injection est pratiquée, cette fois-ci de deux cent. cubes ; la réaction commence presque aussitôt : un œdème rouge envahit tout le pied jusqu'aux orteils ; le mollet, surtout dans sa moitié inférieure, est enflé de la même façon.

1er janvier 1905. Cette énorme tuméfaction met dix jours pour disparaître ; le pied n'est plus douloureux spontanément ; les saillies des malléoles commencent à se dessiner. Le drain supérieur devient inutile, son orifice fistuleux se ferme ; l'autre fistule tarit aussi, mais son orifice, très diminué, n'allant plus jusqu'à l'os, est rouge ; les bords ne sont pas atones, et il en sort parfois même quelques gouttes de sang vif.

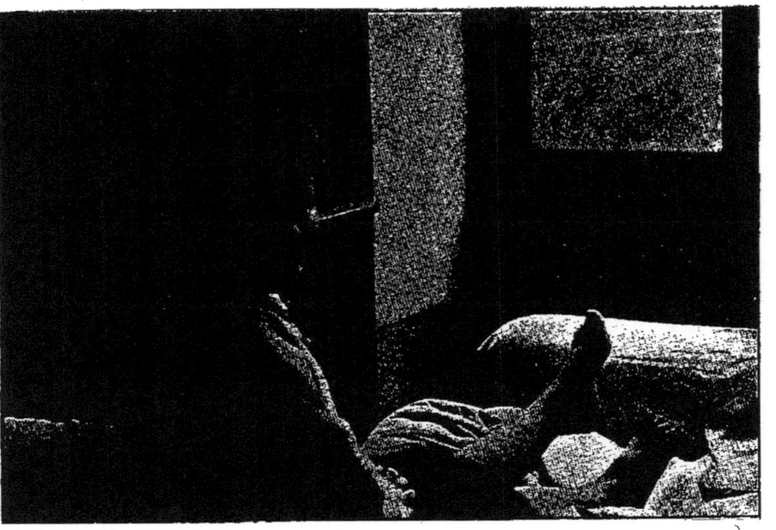

Photographie prise le lendemain de la 2e injection, montrant l'énorme enflure
envahissant tout le pied et la jambe.

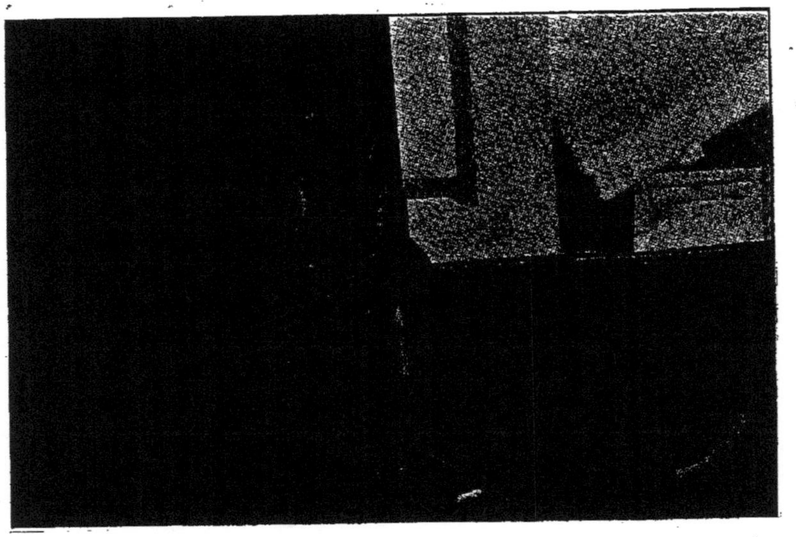

Photographie prise après la 7e injection : les mouvements deviennent possibles,
mais la flexion dorsale est encore limitée.

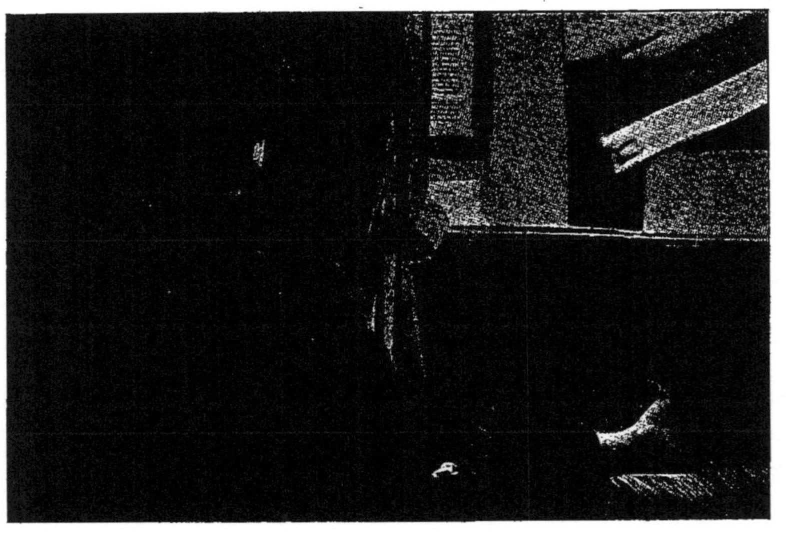

Photographie prise après la 15e injection ; la flexion dorsale arrive à son amplitude normale.

Devant cette amélioration satisfaisante, on répète les injections tous les 7 à 10 jours. Chaque injection est suivie des mêmes phénomènes que ci-dessus.

Février 1905. Le pied n'est plus en extension, la tension intra-articulaire a diminué à tel point qu'elle peut mettre le pied en position de flexion de 95° sur la jambe ; les douleurs, qui étaient diminuées dès les premières injections, disparaissent aussi pendant les mouvements. Tous les orifices fistuleux se ferment ; les saillies des malléoles se dessinent comme à la normale, mais la malade ne peut pas encore appuyer du poids de son corps sur ce pied.

Parallèlement à l'état local, l'état général s'améliore d'une façon très sensible ; elle ne vomit plus, sauf aux moments de grande contrariété et après les injections de sérum. Elle ne tousse pas du tout, et ne crache pas non plus ; les craquements disparaissent du sommet. L'appétit devient très bon, et elle engraisse visiblement.

Vers la fin de février, elle commence à faire quelques pas, tout en se portant sur les orteils ; ce petit exercice est suivi d'une légère aggravation, une des fistules recommence à suppurer.

Mais l'amélioration s'accentue ; le matin, le pied a une forme normale, vers le soir il est légèrement enflé. La malade retourne chez elle.

Elle revient en juin. Le pied n'enfle plus le soir, elle se porte à merveille ; toutefois elle ne peut marcher encore ; les mouvements sont normaux et pas douloureux spontanément ni à la pression. Une nouvelle injection est pratiquée.

Juillet. Etat stationnaire ; la malade a gagné 10 kilogr.

Septembre 15. La marche devient possible en boitant légèrement.

OBSERVATION XXXI

S... à E... Chaunay- (Vienne). — Agé de 32 ans.

Antécédents héréditaires. — Sans tare tuberculeuse.

Antécédents personnels. — Rien à noter non plus.

Se présente en 1903 en été, dans mon cabinet, se plaignant de douleurs à la face interne de la cuisse gauche ; il est pâle, maigre, franchement anémique ; il ne tousse pas, ne crache pas, n'est pas sujet à s'enrhumer. On fait le traitement de Bouchard : injections de salicylate de soude à 3 0/0, croyant avoir affaire à des névralgies rhumatismales, quoique son état général laisse à désirer. Pas d'amélioration du tout. On songe alors aux névrites tuberculeuses : friction avec de l'alcool, cachets toniques au glycérophosphate de chaux et de noix vomique, injection de cacodylate de soude, repos ; et il s'améliore.

Au commencement de l'année 1904, on est appelé chez le malade : il est alité ; toute la cuisse et la hanche sont douloureuses, rougeâtres ; on y constate de tremblements fibrillaires et une plaque d'anesthésie thermique et à la piqûre : c'est le *rhumatisme tuberculeux aigu,* avec ses symptômes cardinaux. Pointes de feu abondantes, repos au lit, et cet état aigu passe dans l'espace de 4 à 5 jours, non sans laisser une douleur sourde. Un mois après, en février 1904, la face interne de l'extrémité supérieure du tibia devient particulièrement douloureuse ; petit à petit le genou se déforme, il grossit ; les mouvements deviennent douloureux, l'état général s'altère et le malade commence à tousser en même temps. Pointes de feu, teinture d'iode, huile de foie de morue à l'intérieur. Pas d'amélioration.

Le malade consulte aussi notre confrère, le Dr Granier, à
Blanzay, qui lui déclare qu'il s'agit d'une tumeur blanche
du genou.

Quelques semaines plus tard, en plein mois de mars,
les phénomènes de bronchite se compliquent d'une congestion pulmonaire. A l'auscultation on trouve un souffle
à la hauteur de l'omoplate à gauche, des sous-crépitants
au sommet même côté ; en même temps il crache du
sang. Tout cela n'était qu'une broncho-pneumonie légère
chez un tuberculeux.

En ce moment, fin mars, une injection de sérum est pratiquée. Par une coïncidence heureuse on la fait près du
genou malade. Il s'y produit une grosse enflure, chaude,
douloureuse ; les douleurs intraarticulaires augmentent ;
la nuit il tousse davantage et dit avoir eu beaucoup de
fièvre, transpire abondamment, et le lendemain il se sent
brisé, fatigué. L'enflure du genou persiste pendant une
semaine, les phénomènes pulmonaires : souffle, sous-crépitants, crachats hémoptoïques, disparaissent dans deux
jours ; mais le genou reste toujours douloureux.

Nous lui proposons une nouvelle injection ; mais le malade ne veut plus entendre parler de sérum ; il se
surexcite même, se fâche et déclare qu'il ne veut plus
servir de sujet d'expérience.

Nous insistons, toutefois, en lui faisant voir que les
lésions du genou pourraient fort bien disparaître comme
celles du poumon si on répétait l'injection. Il finit par
consentir. Une seconde injection est faite, suivie encore
d'une réaction locale analogue à la première, mais moins
intense et qui met moins de temps pour disparaître ; il a
encore toussé à la suite, mais bien moins ; une troisième
injection, deux semaines après, produit une réaction
bien moindre.

Fin avril 1904, les phénomènes pulmonaires disparus
ne réapparaissent plus, la respiration est partout normale.
Chose curieuse : le genou reprend sa forme normale, de

fusiforme qu'il était ; les douleurs disparaissent, et le malade, cultivateur, commence à travailler.

Fin juin 1904, il a charroyé, bêché, pioché pendant deux mois ; il recommence à sentir des douleurs au genou à la suite de travail prolongé ; aussi demande-t-il une autre injection du sérum, mais il veut finir d'abord ses travaux des champs.

En août 1904, les douleurs augmentent. Une injection est pratiquée. Elle est suivie d'une réaction locale qui dure deux jours ; à la suite il se sent mieux et ne souffre presque plus.

En décembre 1904, le malade revient en boitant ; il demande encore une injection de sérum ; il se reproche de n'avoir pas cessé le travail, et encore, pour venir à notre cabinet, il vient de faire 9 kilomètres à pied, demi-fléchi sur le membre malade ; on remarque encore que le genou est manifestement gros ; il est surtout douloureux. On l'expédie chez lui, et dès le lendemain une autre injection est pratiquée.

Janvier 1905. Il raconte qu'à la suite de la dernière injection son genou a enflé d'une façon formidable, qu'il a été obligé d'appliquer des cataplasmes pendant trois semaines que l'enflure a duré ; à la suite, il y a 4 jours, il commence à se promener sans boiter ; toutefois il souffre un peu.

Février 1904, les douleurs ont disparu tout à fait, le genou a repris encore sa forme normale, la peau de cette région est aussi blanche que celle du côté opposé ; et il reprend encore son travail fatigant.

Avril 1905. Une injection est pratiquée ; pas de réaction du tout.

Août 1905. Cette guérison, serait-elle apparente, persiste du moins.

OBSERVATION XXXII

Hospice-Hôpital, Niort.   Salle Ste-Clotilde.
Service du Dr Fayard.   Lit n° 6.

G... âgée de 31 ans.

Antécédents héréditaires. — Père et mère bien portants,
ainsi qu'un frère et une sœur.

Antécédents personnels. — Une affection pleuro-pulmo-
naire vers l'âge de quinze ans.

Etat actuel. — Entrée à l'hospice le 6 juin 1905, pour
une tuberculose du coude avec tumeur tuberculeuse fistu-
lisée au cou et rhumatisme tuberculeux aux deux genoux.

Voici son histoire avant son entrée, relevée de la lettre
du Dr Colon, de Niort, son médecin traitant, qui nous
est adressée en date du 22 septembre 1905 :

« En mai 1904, remontent les douleurs dans la région
du coude gauche, avec léger gonflement, qui n'inquiète
pas la malade et qui ne l'empêche pas de faire son service de bonne à tout faire.

« En janvier 1905, la douleur augmente, ainsi que le
gonflement. La malade se décide à venir nous consulter, au
moment où une tuméfaction manifeste se forme à la partie
externe de la région du coude. Nous constatons alors une
teinte violacée de la région et un peu de fluctuation à la
partie externe. Elle attend quelques semaines et se décide
à nous laisser inciser l'abcès. Un liquide trouble en sort.
Depuis ce moment la plaie faite par l'incision ne s'est
jamais cicatrisée, et dans la région avoisinante des fistules nombreuses se sont formées, séparées les unes des
autres par un tissu violacé. Au moment où la malade est

entrée à l'hôpital , toute la région antéro-externe du coude ne formait qu'une vaste plaie de 15 centimètres de longueur sur 10 de largeur.

« Un ganglion tuberculeux fait également son apparition à cette époque au-dessus de la clavicule gauche (ganglion de la grosseur d'un œuf). »

Au 10 juin, les docteurs Fayard et Petit, chirurgiens de l'hôpital, après des pansements variés, se voyant amenés à pratiquer l'amputation du bras, se décident à nous laisser soigner la malade par des injections de sérum.

Cet ulcère au coude est, à n'en pas douter, de nature tuberculeuse. Sur sa surface rouge jaunâtre on voit quelques parcelles caséeuses de la grosseur d'une graine de lin, disséminées dans cette plaie, dont les bords atones, un peu rebroussés, n'ont aucune tendance à la cicatrisation. Le coude est en forme de fuseau. M. Petit ne se doute pas qu'il y a en même temps envahissement de l'articulation. Le coude demi-fléchi, très douloureux, impossibilité de faire des mouvements, ni même remuer les doigts.

En haut du thorax, à gauche, entre la clavicule et le sternum, existe une grosse fistule, par où sort du pus en grande quantité ; un empâtement envahit comme une vaste plaque du cou jusqu'à la partie inférieure du sternum, s'étendant en largeur à gauche sur plus de dix centimètres. Fièvre irrégulière dépassant 39°, état général inquiétant ; d'une maigreur squelettique ; crises de contractures généralisées et de secousses ; pas d'appétit, pas de sommeil.

Une injection est pratiquée vers le 15 juin sur le bord supérieur de la plaie, sans réaction appréciable ; la malade d'ailleurs ne laisse pas toucher le coude ; les douleurs l'exaspèrent ; trois jours après, la plaie présente meilleur aspect, elle est plus vivace, une épidermisation commence ; les petites parcelles caséeuses disparaissent. Le cou suppure abondamment. Quelques jours après, le Dr Fayard, après une incision sous chloroforme, retire de l'orifice fistuleux un ganglion lymphatique, qui se détachait, dit-il, tout seul.

En ce moment une autre injection est pratiquée ; il se produit une réaction manifeste, le coude s'enfle, les douleurs augmentent ; mais, deux jours après, cet état de choses s'améliore, voici tel quel, précisé dans la lettre du Dr Fayard, en date du 28 juin 1905 :

« Hospice-hôpital Niort.
Service chirurgical.   Niort, 28 juin 1905.

« MON CHER CONFRÈRE,

« Depuis la dernière injection, la température s'est maintenue quelque temps avec douleurs vives : depuis deux jours la malade souffre moins et la fièvre reste au-dessous de 38°. Il y a commencée une épidermisation satisfaisante qui nous fait très augurer pour l'avenir.

« Bien à vous.

« FAYARD. »

L'amélioration s'accentue dans la suite, l'épidermisation de la plaie est presque complète, le vaste empâtement de la poitrine disparaît ; la fistule se tarit et guérit tout à fait, et tout cela très rapidement ; la fièvre baisse aux confins de 37°, la malade engraisse, les crises d'énervement diminuent en intensité et en fréquence.

La malade réclame de nouvelles-injections ; nous les lui refusons, n'ayant pas de sérum à notre disposition ; elle reste cinq semaines dans cet état amélioré ; au commencement d'août, l'amélioration obtenue commence à regresser ; de nouveaux points atones se forment qui s'ulcèrent ; parallèlement l'état général s'altère, les crises d'énervement reparaissent.

On reprend les injections vers la fin août. Les petits placards atones se couvrent de bourgeons. Une dernière

injection est pratiquée le 9 septembre ; l'épidermisation
de la plaie se complète dans la suite, les douleurs aux
genoux disparaissent en même temps.

Actuellement mouvements du coude presque normaux,
état général meilleur, la plaie au devant du cou reste
cicatrisée.

Voici à ce sujet le témoignage du Dr Petit, chirurgien
adjoint du service, relevé de sa lettre du 22 septembre 1905.

« 15 rue de la Motte du Pin,   22. 9. 05
        Niort.

« Mon cher Confrère,

« Je n'ai que deux choses à vous dire concernant votre
malade :

« 1° Avant vos piqûres, elle présentait au niveau du coude
(région postéro-externe) une vaste plaie, ayant nettement
les caractères d'un ulcère tuberculeux suintant, à fond
sanieux jaunâtre, non saignant, à bords rougeâtres, assez
réguliers, un peu surélevés, sans trace de lymphangite
périphérique, mais avec œdème ; le tout reposant sur l'olé-
crâne et lui adhérant. Le coude était ankylosé en demi-
flexion, les mouvements des doigts étaient douloureux,
le dos de la main œdématié ; il n'y avait pas de mouvements de rotation de l'avant-bras. L'ensemble était douloureux, la plaie ne supportant aucun contact, et rien de
ce qui a été fait par nous en fait de pansements n'atténuait
les douleurs ni ne provoquait un commencement de cicatrisation.

« 2° Il est certain que chacune de vos piqûres a modifié
dans un sens favorable la plaie de cette malade, chacune
d'elles ayant déterminé sur-le-champ la cicatrisation du
territoire injecté. Il est certain qu'aujourd'hui, à la place
de ce vaste ulcère, nous avons une cicatrice totale, d'une
vitalité non encore parfaite, à mon avis ; mais qui constitue

une amélioration, et nous pouvons même dire, je l'espère
du moins, une guérison, en constatant que la malade ne
souffre plus du tout, qu'elle peut faire quelques mouvements avec son coude, qu'elle peut travailler de ses doigts
et que son état général lui-même, très déprimé avant les
soins que vous lui avez donnés, s'est considérablement
amélioré.

« Bien cordialement à vous,

« J. Petit. »

Poitiers. — Société française d'Imprimerie et de Librairie.

APPENDICE

AU RECUEIL D'OBSERVATIONS

OBSERVATION XXXIII

Cas de rhumatisme tuberculeux avec localisation sur plusieurs membres et sur le larynx et hématémèses supplémentaires. (Voir aussi observations XXVI et XXXI.)

M. M. à Brux, âgée de 24 ans, la 2ᵉ de sept enfants ; tous les autres assez bien portants, réglée à 20 ans, depuis régulièrement ; rougeole à 8 ans ; carie dentaire de presque toutes les dents. Elle s'enrhume les hivers avec des râles humides qu'elle entend elle-même.

En avril 1905, point de côté, des deux côtés, plus prononcé à droite, un confrère appelé parle de *pleurésie grippale.* Traitement, sangsues, vésicatoires, repos, mais les douleurs ne cèdent pas, et l'état général s'altère.

En juillet, nous voyons la malade ; elle commence à vomir parfois, se plaint de mauvaises digestions et d'une grande faiblesse ; à droite sur la paroi latérale, on entend des bouffées de crépitants secs ; elle est soignée dans la suite avec carbonate de gaïacol, vésicatoire, cacodylate de soude, carnine, repos, etc. Pas d'amélioration ; les dyspepsies deviennent plus prononcées, les vomissements fréquents ; elle se plaint des brûlures dans l'estomac, et les points de côté ne cèdent pas.

En août, le 2, une injection est pratiquée, petite réaction locale, léger mal de tête, légère sueur quelques heures après, et le soir, déjà, les points de côté cèdent ; on n'entend plus les crépitants : ils disparaissent.

Mais le 3 août se déclare une douleur à l'épaule gauche ; cette douleur est lancinante ; l'épaule est chaude et rouge. Applications répétées d'une mixture gaïacolée à l'alcool de Fioravanti, et quatre jours après, les douleurs disparaissent et les mouvements reviennent.

Mais voici que l'épaule droite se prend de la même façon : douleurs lancinantes, impossibilité des mouvements, tremblements fibrillaires ; les doigts de ce même côté agités, coude immobile, et la douleur de l'épaule s'étend jusqu'au sommet du thorax, de ce même côté. Même traitement : *aucun résultat*. L'épaule est moins rouge, moins chaude, mais tout aussi douloureuse ; coude immobile, doigts tremblants ; la malade souffre continuellement. Quelques jours après, au genou droit se manifestent les mêmes phénomènes : c'est d'abord un état aigu (localement) ; chaleur, rougeur, douleur ; mais bientôt après, le genou devient livide, pâle, mais tout aussi douloureux, avec impossibilité de mouvoir ni le genou, ni le cou-de-pied, ni les orteils ; ces derniers sont tremblants, mais les mouvements volontaires y font défaut.

Presque en même temps le genou gauche se prend aussi ; les phénomènes sont absolument analogues ; une douleur s'installe sur la colonne vertébrale, surtout dans la région *dorso-lombaire* ; elle est intense et empêche la malade de s'asseoir. Quant aux points de côté, ils sont tout aussi intenses, la malade transpire légèrement, la température est à inversion thermique à forme de monothermie ; on ne remarque aucune oscillation, elle est constamment à 37°1. L'état général s'altère davantage, les vomissements reprennent et cèdent ; à cela s'ajoutent l'hyperchlorhydrie simulant l'ulcère par l'intensité de la douleur xiphoïdienne, atonie intestinale et crises de rétention d'urine.

Le 11 août, une injection est pratiquée sur le genou droit, sur la surface livide de la peau ; tout autour du point de l'injection se produit une rougeur, et presque 10 minutes après, la douleur cesse ; la malade s'endort ensuite, et se réveille 4 heures après : le genou est absolument indolore, tous les mouvements sont normaux ; on n'y remarque rien d'anormal.

Nous ne savons pas, pour le moment, s'il s'agit là de l'effet de la piqûre : la malade le prétend. L'épaule droite reste tout aussi douloureuse, ainsi que le genou gauche et le dos.

Le 13 août, elle réclame une injection à l'épaule droite et au genou gauche ; nous les refusons.

Le 18 août, on remarque un changement dans l'état général, pas d'hyperchlorhydrie ; digestions meilleures, pas de fièvre ; toutefois la malade transpire toujours légèrement.

L'épaule droite reste douloureuse ; il est à remarquer toutefois que le tremblement et l'agitation des doigts ont disparu ; mais ceux-ci sont comme paralysés, pas de mouvements volontaires. Le genou gauche tout aussi douloureux, les orteils, impossible de les remuer ; sur la rotule on remarque de l'hypoanesthésie. Une injection est pratiquée sur le genou, de 2/10e c. cube ; même phénomène local de rougeur ; mais presque 1/4 d'heure après, les douleurs cessent, la malade s'endort ensuite, se réveille et on ne constate aucun phénomène morbide, pas de douleur, pas d'hypoanesthésie, mouvements normaux : mais l'épaule droite reste toujours dans le même état.

Le 20 août, épaule droite livide et pâle, hypoanesthésie à la face externe, doigts et coude immobiles, et tout le membre douloureux jusqu'à la paroi latérale du thorax.

Une injection est pratiquée sur cette épaule : même

réaction locale, les douleurs cessent presque un quart d'heure après. Elle s'endort encore et à son réveil tous les phénomènes morbides ont disparu, mouvements normaux, pas de trouble sensitif ; bref, tout le membre est dans son état normal.

Le 21 août, elle ne souffre plus que sur le dos ; elle réclame une injection sur cette région, nous la lui refusons.

Le 24 août, cette injection est pratiquée, et les douleurs cessent de la même façon.

En septembre, malgré l'absence des douleurs, l'état général reste mauvais. Consulté avec le D' Cartais, nous constatons frottements, râles bien localisés au sommet gauche, surtout en avant. Les dyspepsies ont réapparu plus prononcées avec vomissements et hématémèses. Chose curieuse, ces dernières ont coïncidé à deux reprises avec l'approche de ses règles.

Une injection du sérum est pratiquée à la cuisse ; dans la suite, l'état général s'améliore légèrement, les dyspepsies diminuent et elle se sent mieux.

A la fin de novembre, le D' Cartais est appelé d'une façon pressée. Dans la nuit du 26-27, la malade s'est réveillée, assise dans son lit, désignant avec les doigts le cou, sans pouvoir parler, ni remuer la langue, ni avaler. La tête tournée du côté gauche, ce côté latéral du cou est chaud et manifestement douloureux, ainsi que la région temporo-maxillaire du même côté. La famille réclame une injection de sérum que mon confrère pratique d'un demi-centimètre cube à la cuisse gauche. Dans la suite la malade devient un peu calme ; mais l'impossibilité de parler, d'avaler et de remuer le cou persiste ainsi, que la douleur, cette dernière un peu atténuée. Dans l'après-midi du 27, nous voyons la malade en compagnie de notre confrère, nous constatâmes en plus des phénomènes ci-dessus une photophobie intense, douleurs frontales ; la langue, presque immobile, est sensible aux piqûres d'épingle ; la malade nous comprend ; elle s'explique par des signes, mais ne peut parler ni avaler ; l'articulation temporo-maxillaire est particulièrement douloureuse ; pendant toute pression sur cette région, la malade cherche à écarter notre main ; on écarte difficilement les arcades dentaires, mais en cherchant bien on ne trouve pas les masseters contracturés.

Le 28, cet état persiste, la malade commence à s'affaiblir ; il y a en même temps, rétention d'urine ; on ne remarque aucun phénomène papillaire, ni parésie, ni inégalité, ni perte de connaissance, ni agitation, ni somnolence. Une injection est pratiquée au cou, côté gauche ; une autre petite injection sur la région temporo-maxillaire du même côté. Très peu de temps après, la malade commence à pouvoir faire les mouvements du cou, mais la parole fait toujours défaut et la malade ne peut rien avaler ; dans la nuit du 28 au 29, c'est la région latérale droite du cou qui devient particulièrement douloureuse, la tête penche de ce côté ; en même temps la malade commence à s'évanouir. Le 29 novembre dans la matinée, son état s'aggrave singulièrement, par la fréquence des syncopes et par leur durée, à deux reprises celles-ci ayant duré près d'une heure, la langue toujours immobile, torticolis côté droit, tête tournée à droite, pouls filiforme.

On fait une injection au côté droit du cou, la douleur cède comme d'habitude très peu de temps après ; mais aucune amélioration ni du côté du larynx, ni du côté des muscles de la déglutition, pouls imperceptible ; nous nous décidons à pratiquer une injection du sérum salé. Devant cet état grave la pensée nous vient qu'il s'agit peutêtre là de la localisation des toxines dans les groupes de muscles sous et sus-hyoïdiens et du larynx. Nous pratiquons une nouvelle injection au devant du larynx même ; et à notre grand étonnement, le lendemain on nous apprend que presque 10 minutes après la

dernière injection la malade appela son frère, demanda à
boire, pouvant à peine manifester sa joie, tant son
émotion était grande. En l'interrogeant, elle nous raconte
qu'elle ne pouvait ni parler, ni faire aucun mouvement de
la langue, ni avaler, et avait les mêmes douleurs, les mêmes
sensations, la même immobilité dans tout le cou qu'elle
avait eues aux épaules et aux genoux.

Dans la suite, le cas de notre malade devient plus
intéressant. Vers le 3 décembre, elle se plaint de fortes
coliques qu'elle attribue à l'approche de ses règles, et elle
prétend même qu'elle les aura sans doute le lendemain ;
elle souffre aussi encore de son point de côté à droite ; ne
voulant pas faire une injection au moment de ses époques,
nous profitons de l'occasion pour faire un simulacre d'injection du sérum. Après les préparations habi-
tuelles, l'aiguille de Pravaz est poussée et retirée un moment après. Le lendemain, on nous apprend que le point
de côté n'a pas cédé du tout et qu'elle a eu de fortes
hématémèses ; nous ajouterons que les règles manquèrent
aussi et que les coliques disparurent après cette hématé-
mèse. Nous avons tenu à rappeler cette particularité dans
les hématémèses, les hématémèses supplémentaires n'ayant
été observées, à notre connaissance, que très rarement.

Tabakian.

Nota. — La nature de ces localisations rhumatismales
n'est pas à discuter : il s'agit là d'un cas type de ces
rhumatismes tuberculeux qui, caractérisés au début par
des réactions vives des tissus musculaires et nerveux :
contractures, secousses, tremblements fibrillaires, abou-
tissent à une intoxication profonde avec le cortège des
atrophies musculaires myopathiques ou névrétiques de
tout un membre. Cette forme d'intoxication tuberculeuse doit même être différenciée de la maladie de Pon-

cet, « forme ankylosante du rhumatisme tuberculeux ».
Toutes deux ont un début semblable, mais ne diffèrent
pas moins dans leur suite ; l'une entraîne, dès le début
ou à la longue, d'une façon passagère ou permanente,
des troubles nutritifs et dégénératifs et aboutit à l'*atrophie* ; l'autre d'une façon lente tend à l'ankylose, à *l'hyper-
plasie.*

Il serait difficile de préciser davantage la part *névritique* ou *myopathique* de ces amyotrophies, d'autant plus
que les caractères de ces deux sortes d'amyotrophies ne
sont pas encore nets. Il est probable toutefois que la fibre
musculaire est empoisonnée, elle aussi, pour son propre
compte, qu'elle est au même titre que le névraxe fragile
devant le poison tuberculeux. C'est pour cela, croyons-
nous, que les réactions spécifiques provoquées sous l'influence des injections du sérum changent de pile à face
la marche insolente de ces parésies des groupes entiers
de muscles.

Quant à la localisation des toxines sur les groupes
des muscles laryngiens et périlaryngiens, l'hypothèse qu'il
s'agit là d'un accident pithiatique vient tout naturellement à l'esprit du lecteur. L'hystérie, en effet, est la
« grande simulatrice », dont les accidents peuvent dérouter
parfois même les meilleurs cliniciens. Il est à remarquer
toutefois que si c'est une maladie simulatrice qui occasionne
les mêmes phénomènes autour du larynx, après des localisations nettes et toujours identiques sur les diverses
articulations, lesquelles ne sont certainement pas hystériques (parce qu'elles se sont présentées avec un « cachet
de sincérité » (Babinski) que l'on n'observe pas dans les
hystéries et les syndromes au complet de tout rhumatisme tuberculeux), mais qui peuvent permettre de relever le substratum d'une imagination nécessaire, cela
ne suffit pas pour en conclure tout de suite à un accident
pithiatique ; il faudrait encore que le terrain fût propice
à ces désordres névropathiques. Dans notre cas, la malade

n'est pas une hystérique, elle n'a jamais eu de crises d'hystérie, et le simulacre d'une injection exécuté avec beaucoup
de précautions reste sans effet sur son polygone. On nous
objectera peut-être encore que c'est là une pétition de
principe, et cet argument ne peut sembler rien moins
que péremptoire. Mais alors regardons de près.

Dans le mutisme hystérique, le sujet conserve l'exécu-
tion intégrale des mouvements vulgaires de la langue
(Charcot) ; dans notre cas, la langue, sensible aux piqûres,
reste immobile ; elle ouvre à peine la bouche, et ce n'est
pas une contracture des masséters qui en est la cause,
mais l'impotence des muscles d'abaisseurs de la mâ-
choire ; enfin on remarque un état fébrile local qui ne
s'observe pas non plus dans les aphonies hystériques.
Tout cela indique qu'il ne s'agit pas là d'un accident
pithiatique, mais d'une localisation des toxines sur des
groupes entiers de muscles, produisant avec une fidélité
parfaite tous les symptômes et la marche du rhumatisme
tuberculeux paralysant et obéissant à un même moyen
thérapeutique. Il n'y a pas de doute que les aphonies
précoces dans les tuberculoses du larynx avec des
tubercules discrets au voisinage des cordes vocales, sans
aucune destruction de celles-ci, relèvent elles aussi d'une
intoxication tuberculeuse au même titre que les parésies
et les atrophies des muscles intercostaux après les pleurésies. (Voir note observation XXVII, et observation
XXXVII.)

Un autre côté non moins intéressant de cette observation nous est fourni par les crises de *rétention d'urine*.

Dans un cas analogue, mais d'exégèse pathologique,
relevé par Poncet et Leriche (1), au sujet de la maladie de
Couthon, les rétentions d'urine sont mises sur le compte
d'une pachyméningite du renflement lombaire. Les détails rapportés à ce sujet sont assez obscurs. Voici les

(1) Poncet et Leriche, *Méd. martiale*, sept. 1905.

termes mêmes de leurs phrases à ce sujet : « Il urine avec lenteur ; à peine peut-il contracter le sphincter de la vessie. Ce n'est qu'en comprimant le bas-ventre qu'il parvient à lui faire faire le jet. Un peu plus tard, les mictions semblent devenir plus faciles, et surtout plus fréquentes. »

Les auteurs précités ajoutent, pour expliquer ces phénomènes : « Bref, rétention, puis incontinence et miction par regorgement » ; et on comprend que le diagnostic d'une pachyméningite s'impose. C'est la succession des phénomènes dans la compression lente et progressive du renflement lombaire, rétention précédée par la paralysie des membres inférieurs, ensuite incontinence, et mictions par regorgement. Mais nous ferons remarquer que la *miction fréquente* ne veut pas dire *incontinence*, et *surtout miction plus facile* ne veut pas dire *miction par regorgement*. Si on s'en tient aux termes mêmes des rapporteurs, il semblerait que l'amélioration ultérieure chez Couthon des crises de rétention d'urine était réelle, et qu'il ne s'agit pas là des phénomènes paralytiques par la compression de la moelle épinière.

Dans notre cas, le doute n'est pas permis : les crises de rétention d'urine ont été passagères, la miction est redevenue normale. Quelle a été la cause de ces rétentions ? Aussi bizarre qu'il paraisse, il n'est que très plausible d'attribuer ces parésies vésicales aux intoxications de même nature, les caprices des rhumatismes tuberculeux étant si nombreux !

OBSERVATION XXXIV

Cas de tuberculose chronique avec hémoptysie, légère fièvre et névralgie dorso-lombaire rebelle.

R. au Vigeant, 35 ans. Père mort à 48 ans de la *fièvre cérébrale* (?)

Mère à 56 ans d'*apoplexie foudroyante* (?)

Un frère mort au service militaire, d'*embarras gastrique* (?) Quatre autres bien portants. Marié à 28 ans, a eu 3 enfants bien portants.

A l'âge de 31 ans, crache du sang tout l'hiver; depuis il tousse et crache; douleur dans la région dorso-lombaire depuis 6 mois, rebelle à tout traitement; cette névralgie assez intense l'empêche de travailler; il dit avoir la respiration courte et sent de la fièvre quand il travaille; tous les matins des crises de toux fatigante et expectorations muco-purulentes. Bon appétit, digère bien, pouls 85.

Auscultation : induration du sommet, râles sifflants dans tout le côté droit; côté gauche normal; à droite respiration rude et faiblesse à l'inspiration.

4 nov. inj. 1/4 c. cube à 10 heures, pouls 80, temp. 37°

—	à 11 heures	—	60	—	37°5
—	à 1 heure	—	60	—	37°5
—	à 8 heures	—	55	—	38°

Vomissement, à deux reprises, de glaires, mal de tête; chose curieuse, la névralgie dorso-lombaire disparaît pour la première fois depuis 6 mois.

5 nov. pouls 80, tempér. 37°5 maximum

6	—	—	—	—	37°3	—
7	—	—	—	—	37°2	—
8	—	—	—	—	36°8	—

Bon appétit, digère bien, se sent respirer mieux, ne crache pas du tout et ne tousse pas du tout.

9 nov., pouls 80,   tempér. 36°9

10   —   —   —   —   37° au-dessous

11   —   —   —   —   37°   —

Le 12 nov., inj. 1/4 c. c. à 2 h. après-midi, t. 36°8, pouls 80

—   à 4 h.   t. 37°2   —   60

—   à 6 h.   t. 36°6   —   60

On cesse le traitement. Le 20 novembre, le malade gagne 3 kilos, ne tousse pas du tout, ne crache pas du tout, et la douleur lombaire, qui avait cédé 2 heures après l'injection, n'a plus reparu. A l'auscultation, à droite : rudesse, mais pas de faiblesse, aucun râle.

Ce malade a été vu vers le 15 octobre par M. le Dr Chabrier, d'Availles, qui avait constaté les lésions du poumon droit.

OBSERVATION XXXV

Cas de pleurésie traînante, avec adhérence au sommet et crises de palpitations, et douleur accompagnée de la fièvre. (Voir aussi observations IV, V et VI.)

Agée de 27 ans. Tare héréditaire.

Réglée à 16 ans, depuis régulièrement. Soignée par notre savant confrère le Dr Brothier, de Villefagnan, pour une pleurésie en 1902 ; depuis soignée toujours par le même confrère pour la phtisie. Le Dr Biraud, de Poitiers, constate le même état en octobre 1905 et nous adresse la malade. Toux par crises tous les matins suivie de vomissements de glaires, crachats muco-purulents rares, fièvre tous les soirs aux confins de 37°5, douleur dans tout le sommet gauche augmentant à l'inspiration, transpire toutes les nuits.

Auscultation : à gauche, en arrière, submatité nette ; en avant et en arrière, frottements, râles, à gauche ; à l'aisselle même côté, crépitants fins, secs ; la base même côté, râles sifflants nombreux ; pouls 120.

25 oct., inj. 1/4 c. cube, pouls 120, temp. 37°2 à 3 heures
                  — 80 — 37°2 à 8 heures

La malade, dans l'intervalle, a eu de la fièvre plus forte et a transpiré abondamment.

Le soir, à l'auscultation : mouvements respiratoires plus amplifiés, les crépitants à l'aisselle ont beaucoup diminué, râles sifflants disparus ; au sommet malade des râles-engouement, mais pas de râles-frottements ; et la malade souffre moins.

Les 26, 27, 28, le pouls oscille entre 80-90, au lieu de 120 ; température entre 37°3 et 36°6.

Mais les crises de palpitations, douleur et fièvre reviennent tous les jours, sont moins accentuées, durent moins de temps, et les vomissements matinals persistent.

Le 29, les frottements au sommet réapparaissent.

A midi, inj. 1/4 cm. cube, pouls 80, temp. 36°6
à 4 heures   — 60   — 37°5
à 6 heures   — 70   — 37·2

Auscultation : frottements, râles, n'existent plus ; mais les crépitants à l'aisselle persistent encore.

Le 30, pas de crise de palpitations, pas de vomissement matinal, température ne dépasse pas 37°1, pouls oscille entre 68-72 ; en même temps, les crépitants à l'aisselle disparaissent.

Le 31, journées sans fièvre ni crise de palpitations ; à l'auscultation, rien d'anormal ; température maximum 36°9 ; pouls oscille entre 80-100.

Le 1er novembre, température 37°1 maximum, pouls 100 ; la douleur réapparaît au sommet.

Le 2 novembre, température 37°1 maximum, pouls 100 ; la malade a souffert pendant 3 heures des douleurs à gauche, à l'aisselle et au sommet.

Le 3 nov., inj. 1/4 c. cube, temp. 37°, pouls 120 à midi
                   37°5   — 65 à 2 h.
                   37°   — 75 à 5 h.
                   36°8°   — 80 à 8 h.

La crise de la douleur avec palpitations et fièvre a duré 1/2 heure.

Auscultation : respiration normale partout.

Le 4 novembre, température 36°8 maximum, pouls 80.

Du 5 au 13 novembre, pas de température, pas de crises de douleur, ni palpitations, ni vomissements.

Le 14 nov., à midi, inj. sér., temp. 36°9, pouls 100
à 7 heures   — 37°2   — 88

Le 15 novembre, température maximum 37°2, pouls 80.

Le 16, le 17, le 18, apyrétique. A partir de ce moment,

elle reprend le service de bonne à tout faire pendant un
mois sans trop se plaindre.

Le 15 décembre, elle revient, sur notre demande, faire
une cure complémentaire, avec une lettre du Dr Brothier
nous annonçant que le résultat lui paraît très encoura-
geant, ayant trouvé la malade, dit-il, bien améliorée.

Les injections sont reprises dans la suite ; elles sont
suivies des réactions analogues. Fin janvier, la malade
revoit le Dr Biraud, qui nous écrit ce qui suit :

« *Poitiers,* 29 *janvier* 1906.'

« Mon cher Confrère,

« Je viens d'ausculter avec le plus grand soin Mlle X.,
que je vous avais envoyée en traitement, et j'ai la
satisfaction de vous faire part que je note une amélioration extrêmement marquée.

« Je crois que, dans ce cas, la méthode qui vous est personnelle a fait preuve d'une efficacité absolue.

« Croyez, etc...

« Dr Biraud. »

OBSERVATION XXXVI

Cas de tuberculose du larynx avec tuberculose sur les amygdales et extinction rapide de la voix pendant le chant. (Voir observations II et XX.)

Curé commune X., jeune, tare héréditaire. On remarque de véritables tubercules sur les amygdales ; la voix s'éteint quand il chante et il est obligé de cesser pendant cinq minutes pour reprendre le chant. Petit à petit, les repos deviennent plus longs, c'est-à-dire que la voix s'éteint plus rapidement et que le malade est obligé d'attendre plus longtemps pour reprendre le chant.

Le 21 juin, injection 1/4 cm. c. à la cuisse ; assez forte réaction. Il reste pendant 5 jours fatigué de cette réaction.

Le 9 juillet, une autre injection est pratiquée, suivie d'une réaction moins forte.

A partir du 15 juillet, il n'a pas eu d'extinction de la voix, les tubercules sur les amygdales disparurent et il gagna 3 kilos.

OBSERVATION XXXVII

Cas de tuberculose du larynx avec dysphonie, fièvre,
signes nets de tuberculose aux deux sommets, grosses
amygdales. (Voir aussi observation précédente.)

Agée de 29 ans. Pas de tare héréditaire.

Réglée à 15 ans, depuis régulièrement ; mariée à 18 ans,
n'a pas eu d'enfants. Mal de gorge à 20 ans qui dure
deux mois ; hyperchlorhydrie à 24 ans ; ces dyspepsies
durent pendant 4 ans et s'aggravent au point qu'en 1903
elle a été soignée par nous-même avec des pansements de
bismuth et azotate d'argent, et repos pour l'ulcère
gastrique, tant les points xyphoïdien et vertébral étaient
intenses et rebelles. En automne 1904, les choses changent ; la malade vient, dit-elle, pour une gêne respiratoire
et douleur au sommet gauche ; à l'auscultation on y trouve
respiration saccadée et expiration soufflante. A ce moment déjà, une injection du sérum est pratiquée ; dans la
suite, elle se trouve très bien au point de vue pulmonaire,
la respiration saccadée disparaît et la douleur cède.

Dans l'été de 1905 elle revient avec extinction de la
voix, elle parle en chuchotant ; grosses amygdales,
mauvais état général, température 37°4 à 37°8 le soir, transpiration, faiblesse et manque d'appétit. A l'auscultation :
frottements, râles aux deux sommets, qui sont douloureux
tous deux cette fois-ci, elle tousse et crache des crachats
muco-purulents. Elle est ainsi depuis 2 semaines.

Repos au lit, cachets de carbonate de gaïacol, inhalation de vapeur d'eau bouillante dans laquelle on fait
dissoudre une cuillerée à café d'une solution alcoolique

de menthol, eucalyptol, essence de Wintergreen, en
même temps cautérisation à la pointe du thermo-caulère
des deux amygdales. Aucun résultat. Après 2 semaines
de ce traitement et malgré le repos absolu au lit, la
fièvre reste entre 37°5 et 38°, l'état de la malade s'aggrave plutôt qu'il ne s'améliore, les sommets sont tout
aussi douloureux ; elle transpire davantage et tousse plus
souvent.

C'est alors que les injections du sérum sont pratiquées,
en toute petite dose, à la cuisse ; chaque injection est
suivie d'une petite réaction : le lendemain elle se sent
plus faible, mais cette faiblesse disparaît 2 ou 3 jours
après ; petit à petit l'appétit augmente, la fièvre cède,
les signes sthétoscopiques des sommets disparaissent ;
mais, chose curieuse, l'hyperchlorhydrie réapparaît avec
de fortes gastralgies, toutefois d'une façon passagère, et
l'extinction de la voix persiste.

Après la quatrième injection, la voix revient le lendemain, mais elle se voile dans l'après-midi ; une cinquième
injection fait disparaître l'extinction de la voix pendant
près de 24 heures ; elle se revoile encore ; une sixième
injection donne un repos de plusieurs jours. Enfin, le
9 octobre, nous pratiquons une septième injection en compagnie de notre confrère le Dr Cartais ; le lendemain, notre
confrère est resté tout étonné de trouver la malade qui
nous causait comme si elle n'avait eu aucune atteinte du
côté du larynx.

Depuis, une huitième injection a été pratiquée ; la voix
ne s'est jamais éteinte ; aux sommets on ne décèle rien
d'anormal, et la malade gagne 10 kilos.

Elle a été vue aussi par notre confrère Lusseau,
d'Anché, qui chercha chez elle en vain les stigmates de
l'hystérie, et par un interne du service de Malapert.
Celui-ci, qui avait constaté les lésions aux sommets et ne
se doutait pas de la nature de l'affection du larynx, avait
même annoncé que c'était inutile de la soigner, elle

finirait un beau matin par une méningite tuberculeuse
qui serait la règle dans les tuberculoses du larynx ;
l'élève dépassait le maître ; il nous avait été dit, en effet,
que le maître diagnostiquait à distance ! Celui-ci apprit
à diagnostiquer pour l'avenir aussi !

OBSERVATION XXXVIII

Cas de tuberculose pulmonaire à lésion fibreuse à gauche ayant occasionné des crises d'asthme et larmoiement du nez datant de douze ans.

D. P., au Vigeant, âgé de 43 ans, père mort à 70 ans ; mère vit, mais elle est toujours maladive. Un frère mort en naissant, un autre à l'âge de 6 ans ; une sœur à 34 ans d'une pleurésie compliquée d'une carie costale et de nombreuses fistulés.

Exempté du service militaire pour faiblesse. Vers l'âge de 30 ans, endolorissement du sommet gauche ; vers l'âge de 32 ans, il s'est aperçu d'un écoulement du nez venant goutte par goutte, claire, limpide comme de l'eau de roche, précédé des éternuements par crises ; la nuit, il imbibait parfois 5 à 6 mouchoirs.

En juin 1905, à l'auscultation, on constate une bouffée de râles humides bien localisés au sommet gauche.

Traitement par les injections du sérum ; en tout, 6 injections espacées de 15 jours d'intervalle.

Etat général en octobre : Pas de larmoiement du nez, pas de râles au sommet, toutefois la respiration est rude dans cette partie ; gagne 4 kilos.

En novembre : Pas de larmoiement ni râles.

En décembre : Pas de larmoiement ni râles.

OBSERVATION XXXIX

Cas d'ostéite tuberculeuse des os du bassin avec fistule sur la fesse datant de 36 ans. (Voir aussi observations XXVII, XXVIII, XXX, XXXI et XXXII.)

J., à N.-de-P., âgé de 46 ans, taré-héréditaire du côté maternel : ostéite tuberculeuse du métacarpien de la main droite ; apparition des douleurs sous forme de sciatique à l'âge de 13 ans, précédée d'une boule ou grosseur à la fesse gauche depuis 3 ans, ensuite alternative d'amélioration et d'aggravation ; la fistule ne s'est jamais bien tarie.

État général en septembre : une petite tumeur de la grosseur d'une noix au milieu de la fesse ; douleur pendant la marche et au repos sur la colonne vertébrale et dans toute la hanche. La fesse gauche est beaucoup plus développée que la fesse droite. En pressant sur la tumeur, il en jaillit du pus à 50 centimètres de distance par de nombreux pertuis ; en cherchant l'induration, elle aboutit vers le grand trochanter ; le point osseux qui suppure est difficile à préciser.

En tout, 7 injections du sérum, une tous les 7 ou 8 jours : à la fin octobre, guérison, la tumeur disparaît en entier et l'induration n'existe plus, les douleurs ayant cédé les premières.

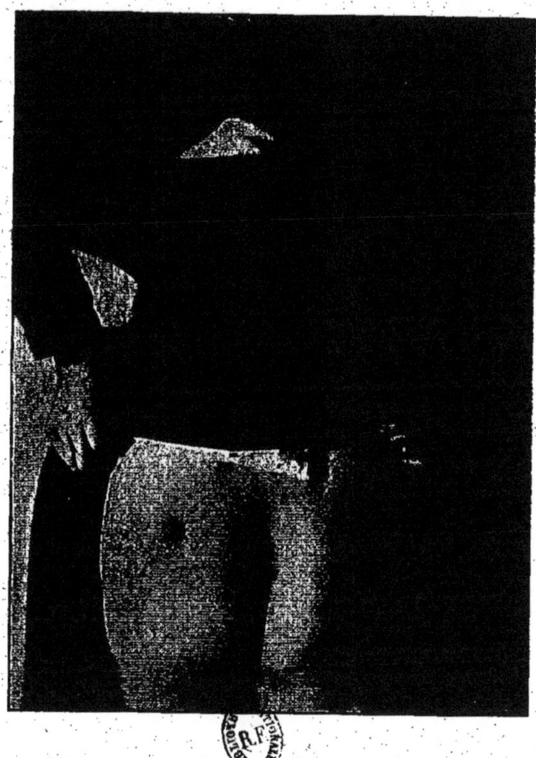

Avant toute intervention.

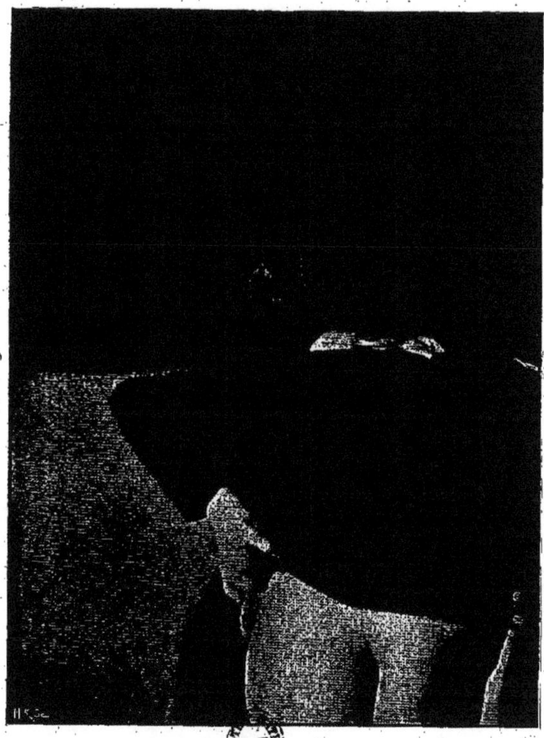

Guérison après la 7e injection.

OBSERVATION XL

Rapportée par le Dr Roux, de Niort. — Cas de pleurésie séro-fibrineuse aiguë. (Voir aussi observation XXXV.)

Le jeune A..., âgé de 15 ans ; employé typographe, avec tare héréditaire, un frère plus âgé phtisique à l'heure actuelle, avec ramollissement du sommet et hémoptysies fréquentes.

Est atteint le 1er décembre 1905, d'un point de côté violent, avec diminution de la respiration dans tout le côté droit, légère fièvre et toux sèche ; la douleur augmente pendant l'inspiration. A l'auscultation, frottements nets. Repos au lit, révulsion répétée par sinapismes. Deux jours après, pleurésie avec épanchement, un verre de liquide au moins.

Le 5 décembre, une injection de sérum est pratiquée à la cuisse : je revois le malade au bout de deux jours : le souffle a disparu, l'égophonie est presque dissipée, la respiration a lieu dans les 2/3 supérieurs du poumon droit. Etat stationnaire pendant 8 jours, alors deuxième injection, qui au bout de deux jours enlève le liquide restant et ne laisse plus qu'une submatité et une respiration faible, avec quelques frottements de retour. Troisième injection au bout de 8 jours encore (à la cuisse, comme les précédentes), et dès le lendemain la respiration redevient parfaite, la toux n'existe plus, le malade n'a pas de fièvre. Six jours après cette troisième injection, le malade reprend ses forces, demande à se lever et ne présente rien d'anormal.

Revu un mois après ; cette guérison me paraît réelle.

Dr Roux.

OBSERVATION XLI

Cas de pleurésie séro-fibrineuse aiguë. (Voir observations précédentes.)

Cl. Roche de B., âgé de 28 ans, tare héréditaire. En juin 1905, point de côté; en septembre, pendant les 28 jours, exempté des manœuvres pour faiblesse, ensuite quelques petites hémoptysies.

Le 16 janvier 1906, alité avec fièvre aux confins de 39, toux sèche et point de côté violent ; pouls, 120 ; auscultation, frottements à droite.

Le 19 janvier, matité près de 7 travers de doigt, absence du murmure vésiculaire à la base, vers l'angle de l'homoplate, souffle à l'expiration lointain, égophonie, pectoriloquie aphone avec vibrations abolies.

Le 20 juin, matité dépasse l'angle inférieur de l'homoplate, abaissement du foie de deux travers de doigts, toux par dénivellement du liquide, et les signes ci-dessus à l'auscultation. Injection du sérum dans l'après-midi.

Près de 3 heures après, légère crise de sueur et changement de chemise.

Le 21, même état, sans sueur.

Le 23 » » » »

Le 25, état stationnaire, la matité persiste, l'épanchement ne paraît pas diminuer sensiblement.

Nouvelle injection du sérum.

Près de 3 heures après, il transpire encore et change de chemise.

Le 26 dans l'après-midi, la crise de sueur est plus intense ; le malade change quatre fois de chemise.

Le 27 dans l'après-midi, cette crise de sueur réapparaît ; il change trois fois de chemise.

Le 27, diminution notable du liquide, matité en arrière 5-7 travers de doigt ; partout ailleurs, la respiration revient.

Le 29, la matité diminue encore davantage.

Le 31 janvier, on note une submatité sur une étendue de 7 travers de doigt avec faiblesse du murmure vésiculaire, les côtes à droite ne se soulèvent pas à l'amplitude normale.

Fièvre persiste, quoique très diminuée ; pouls, 96 au lieu de 120, toutefois pas d'appétit et la toux ne disparaît pas. Nouvelle injection du sérum.

Près de 3 heures après, nouvelle crise de sueur ; il change quatre fois de chemise.

Le 1er février, pas de faiblesse du murmure vésiculaire, la submatité est moindre, les côtes à droite se soulèvent à la même amplitude qu'à gauche, pas de fièvre ; pouls, 88 le soir.

OBSERVATION XLII

Cas de pleurésie aiguë hémorrhagique. (Voir observations précédentes.)

B. Pas de tare héréditaire. Bronchite chronique, très sujet à s'enrhumer, réformé du service militaire, bon appétit, mais il n'engraisse jamais.

Le 1er janvier 1906, bronchite, poussée aiguë assez intense, pas de matité nulle part, mais point de côté à droite.

Le 3 janvier, le malade se sent rétabli de sa bronchite ; en effet, à l'auscultation on ne décèle pas de râles ; point de côté persiste.

Le 5 janvier, matité à la base à droite ; le Dr Cartais fait une ponction exploratrice, liquide sanguinolent rouge clair.

Le 11 janvier, le liquide augmente, le malade devient pâle, l'appétit disparaît ; fièvre le soir aux confins de 37°5 ; la matité arrive jusqu'à l'angle inférieur de l'homoplate.

Injection sérum le soir ; dans la nuit, il sent la fièvre plus forte et transpire.

Le 12, la crise de sueur est plus intense ; il change trois fois de chemise.

Le 15, matité très diminuée, il se sent soulagé et l'appétit revient, le regard est meilleur.

Etat stationnaire jusqu'au 20. Le 20 injection du sérum. — Près de 2 heures après, une abondante crise de sueur, et il change cinq fois de chemise. Le 21, la matité n'existe plus, on constate quelques frottements pleuraux.

A partir de ce moment, il mange d'un appétit dévorant. Le 29, pas de frottements non plus, pas de faiblesse du murmure vésiculaire ni diminution de l'amplitude des côtes pendant la respiration.

ERRATA

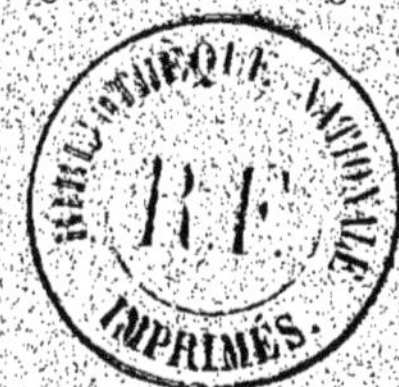

Observation 4

Observation 5

Observation 6

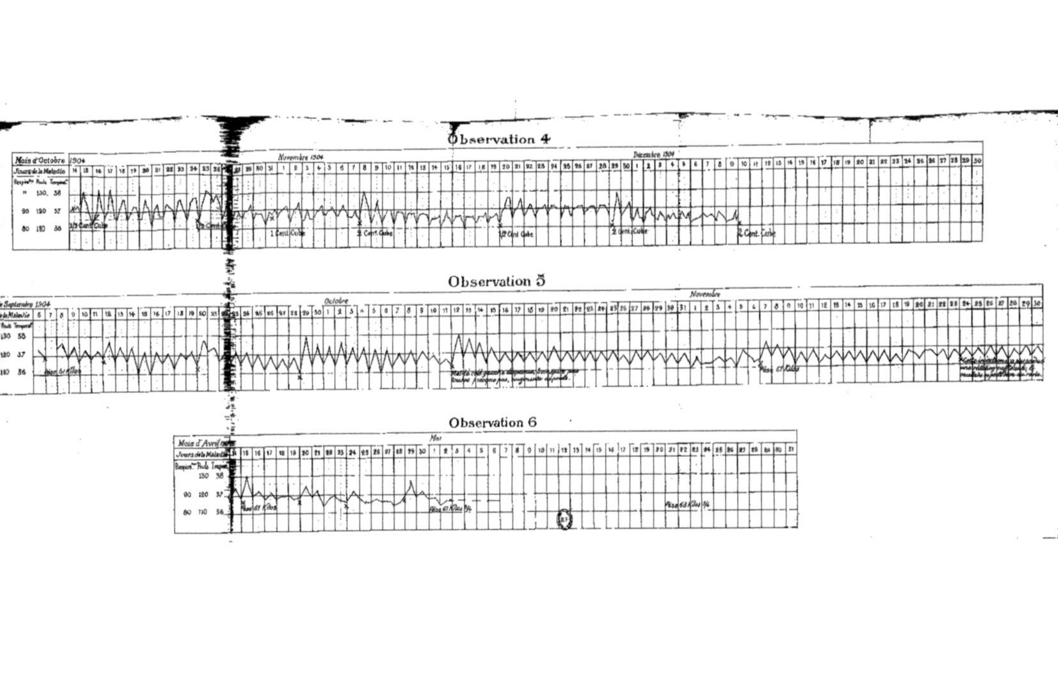

Observation 8

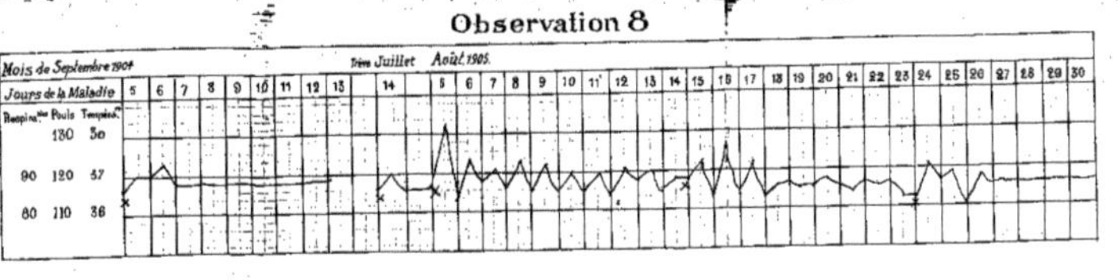

Observation 23

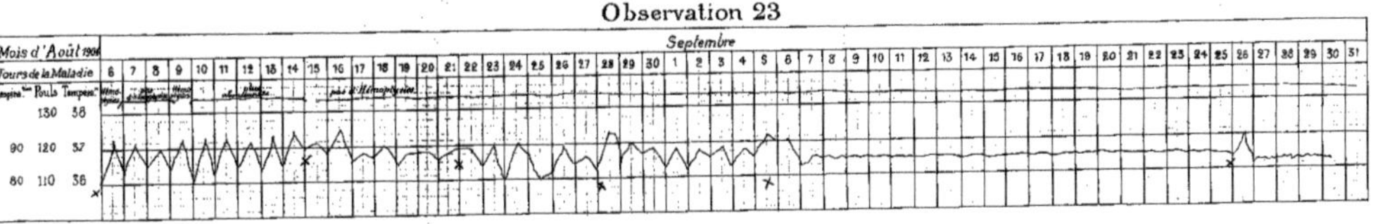

Observation 25

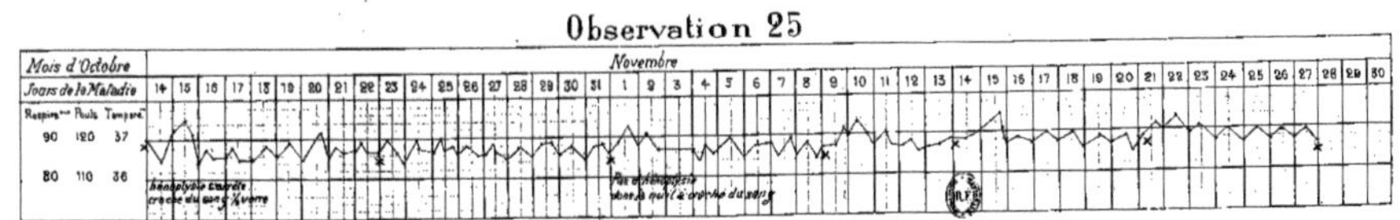